がんの真実

『患者よ、がんと闘うな』の真相を探る

大橋 眞
Ohashi Makoto

共栄書房

はじめに

わが国でがんによって死亡したとされる人は、年間40万人近くに達しています。また近い将来には、一生の間に2人に1人ががんと診断される時代が来ると予測されています。このようにがんは、日本人にとって最もありふれた病気の一つになっています。

ところが、がんとは一体どのような病気であるのかを説明できる人はほとんどいません。がんによって亡くなった人はたくさん知っているけれども、どのようにして死に至ったのかを説明することができないのです。

人が死亡するときには、心臓が停止します。心臓が停止するには、それなりの原因があるはずです。心臓停止に至る原因を明らかにしない限り、がんとはどのような病気であるのかを理解することは不可能です。

つまり、がんという病名は知らない人がいないほど、病気の代表格の地位を得ているにもかかわらず、がんによって死ぬことについては、一体どのような仕組みで心臓停止に至るのか、医療機関からもほとんど明らかにされていないのです。そのために、一般の人がこの事実を知ることはできません。

一般の国民は、がんの原因とされるがん細胞とはどのようなものであるのか、詳しい情報を知る手段がありません。マスコミでは、このような情報を一切伝えません。また、その情報が必要であると感じている人も少ないのです。

本当の問題は、これらの根本的な問題が明らかにされていないことにあります。ほとんどの人は、がんの本当の問題が明らかになっていないという事実を知らされていません。肝心の情報が隠されていることが、がん医療の問題点なのです。

これでは、いつまで経っても問題解決に向かわないのは当然です。問題の本質を追求しない限り、本当の問題点は見えてきません。本質とはかけ離れた末端情報に右往左往しているのが現実です。

マスコミの報道は、がんの本質ではなく、有名人ががんと闘っているというような現実を取り上げます。これによって多くの人が、がんは大変な病であり、自分の将来の姿を重ね合わせるようにして、がんの予防策などの情報収集に邁進するのです。このようにして本当の原因について考えない習慣が形成され、問題の解決を妨げているのです。

あまりに沢山の人ががんで亡くなっているとされているので、がんに対して疑問を持つことへの思考停止状態から抜け出せていません。がんによる死亡者とされる人を減らすためには、その理由を明らかにしない限り、問題解決のための道筋は見えて来ないのではないでしょうか。

『患者よ、がんと闘うな』（近藤誠著）と題する本（1）が出版されたのは、1996年です。

この本にあるがんの転移説を疑問視する考え方は、がん検診やがん医療の根本的な考え方を否定するものです。多くのがん医療の専門家の批判を集めたにもかかわらず、理論的な反論は少なく、一般の人ががん医療の問題点を感じ取るきっかけになりました。

がん医療に疑問を呈する専門家は多くはありません。がん医療にどのような問題があるのかを考える上で、転移という現象を欠かすことはできないはずですが、転移という現象を知るための情報源は専門家向きのものがほとんどであり、一般の人がその内容を知るための情報源は限られていました。

がんの転移に関してこれまでとは全く違う考え方をしているのが、1994年に発表された「がん幹細胞説」(2)です。「がん幹細胞説」は、『患者よ、がんと闘うな』が出版された時期と同じ頃に提唱された概念であり、この考え方を詳細に検討すると、両者の考え方は一致する点が多いのです。欧米においては、がん幹細胞説ががん医療に大きな影響を与えていますが、日本では従来の考え方を依然として踏襲してがんの三大療法を継続しています。

がんという病気は、もうとっくの昔に解明されているはずという思い込みが、多くの人々の脳裏に刻み込まれています。これも、思考停止に至っている原因です。今更、がんという病気は一体何なのかと言われても困る、という人もいるかも知れません。実際には、この世にはわからないことが山のようにあります。がんの問題は、そのようなわからないことの氷山の一角に過ぎません。にもかかわらず、わかっていることとしてがん医療が行われていることが問題を引き起こしています。

がんで亡くなっている人が毎年数十万人もいるという国の社会統計が、逆説的に、現在のがん医療の信頼性を高めています。がんという病気に国が〝お墨付き〟を与えていることで、がん治療では最先端医療が展開されているはずだと思い込ませているのです。このような社会統計に一体どのような意味があるのでしょうか。このお墨付きの背後には巨大ビジネスが存在していることも事実です。

結局のところ、本当のことが何かは、自分で考えるしかないのです。本書が、がんについて改めて自分で考えるきっかけになることを期待しています。

がんの真実——『患者よ、がんと闘うな』の真相を探る◆目次

第5章　余命宣告　

第6章　がん幹細胞説　

第1章　がんの正体

がんとは何か

「がん」という言葉を聞いて、死ぬかも知れない恐ろしい病気であるという印象を持つ人が大半ではないでしょうか。実際に、家族や親戚、知人などをがんで亡くした人が多いはずです。それほどまでに、がんは多くの人が何らかの形で関係する病気の一つになっています。

日本においては、年間40万人近くの人ががんで亡くなっているというデータが厚生労働省から出されています。そのために、病気の中でも最も重要性の高い病気の一つとして、大多数の国民が捉えています。さらに近い将来、2人に1人は生涯の間にがんと診断される時代が来るという予測まで存在しています。医学が進歩すれば病気は減るはずですが、がんに関しては、医学が進歩すれば病人が増加するという奇妙な予測が堂々と掲げられています。

このような奇妙なことに対して、おかしいと思わない人が大多数です。がんという病気は自覚症状ではなく、検査医療の結果に基づく診断によって成り立っていることが、明確に示されています。

このように、ありふれた病気になっているがんですが、その病気の本当の姿を説明できる人はほとんどいません。実際にがんの診断がどのようにして行われているのかを知らないと、がんの本当の姿はわからないはずです。

がんは怖いというイメージが一般社会に広く浸透しているのは、がん細胞が勝手に増えて体の他の臓器に転移していくという説によるところが大きいと思われます。他の臓器や同じ臓器内の他の場所に転移する性質を持っているからという口実で、がんは恐ろしい病気であると考えられているのです。体の中で知らない間に恐ろしいがん細胞が、魔の手を広げているというような妄想があるようです。

しかしながら、このような恐ろしいがん細胞を実際に自分の目で見た人はいるのでしょうか。マスコミにおいても、この点についてははっきりと言及しません。なんとなく恐ろしいがん細胞が体の中にあると思っているだけであって、実際には確認する方法はありません。

がんの基本的な考え方

細胞の問題によって病気になるという考え方の典型が、がんという病気です。西洋医学の内科学は、ウイルヒョーから始まった細胞病理学を基本としています。細胞の機能に問題があって、病気が発生するという考え方です。がんは、細胞病理学の中心的存在であると言っても良いかも知れません。

がん細胞というのは、本当に病気の「原因」なのでしょうか。それとも病気の「結果」なのでしょうか。当然ながら、早期診断・早期治療の考え方は、がん細胞は病気の原因であることを前提としています。

もし、がん細胞が病気の原因であるとすれば、がん細胞の存在証明が必要です。がん細胞は、「無限に増殖する無限増殖性」「他の臓器などに転移する転移性」という2つの性質を持っていることになっています。しかし、現状ではこのような細胞の存在を証明する方法が確立されていません。したがって、がん細胞の存在証明のしようがないのです。

あるいは、現時点においては転移する性質をもっているわけではないが、いずれは転移する性質を持つ可能性があることから、早期診断・早期治療が有効であると考えられています。「がん細胞が体内にあるかも知れないという仮説」に基づく医療が、がん医療です。

いずれにしても、本当のことは誰にもわかりません。誰も証明したことがないし、証明の方法もないものについて、これを正しいと断言する人がいる。このことを疑う人もほとんどいない。じつに不思議な世界です。

「転移性を持った恐ろしいがん細胞による病害性が、がんという病気である」――この実体の定かでない仮説が、がんという病気を恐ろしい病気に仕立て上げているのです。

本当に恐ろしいことは何か

実際にがんに関して知られているのは、身近な人や有名人の体験談など、主観的な感想がほとんどです。体験者の感想は、がんという病気の客観的な評価ではありません。その多くが経験に基づいたがん医療の個人的感想というレベルに留まっています。

一方で、がんの本当の病態を明記した情報源は極めて少ないのが実情です。

行政においてもがん検診を実施していますが、がんという病気そのものに関しての説明は非常に簡略な記載にとどまっています。がん医療を専門とする国立がん研究センターや、がん研究会有明病院のホームページには、がんという病気に関する明確な定義は見当たりません。またその病態に関する説明も極めて限定的です。

がんに関する一般向けの本においても、がんとはどのような病気であるのかを記載した本は、ほとんど存在しません。実際に調べた範囲では、ある公立図書館におけるがんに関する一般向け蔵書の51冊の中で、がんの定義についてわずかでも触れられているのは6冊しかありませんでした。中には、「がんの定義はありません」という記載をしている本も存在します。ある意味でこれは正直な意見かも知れませんが、実際に定義のない病気というものが存在することはあり得ません。

実際のところは、がんの定義と実際のがん医療に矛盾があることが隠せない状況になったために、がんの定義を公表できなくなったのです。この事実が、がん医療の問題の本質を端的に言い表しています。

現在のがん医療は、従来のがんの定義を満たす病気を対象としたものです。これまで証明されたことがない架空の病気を対象としたがん医療だけが、見直すことなく引き続き行われている状態です。その結果として、年間の死亡者が40万人近くに達しているという事実だけが公表されます。

世界保健機関（WHO）のホームページでは、がんについて次のように紹介されています。「癌は世界の主要な死因であり、2020年には1000万人近く、6人に1人近くの死者を占めています。最も一般的な癌は、乳房、肺、結腸および直腸癌と前立腺癌です（3）。」

やはり、明確な定義は記載されていません。明確に定義することもできない病気によって、世界では年間1000万人、日本でも40万人近くの人が亡くなっているという事実は異常です。

一体何が本当に恐ろしいのでしょうか。本当に恐ろしいのは、がんという病気とは一体何なのかを考えることができないほどに、思考停止に陥っていることに気づいていないことではないでしょうか。

がんには2つの意味がある

がんという言葉から一般的に連想するのは、病名としてのがんです。がんという病気であると診断するのは医師です。がんと診断された人が亡くなった場合には、がんによる死亡者として扱われます。厚労省の統計データにも、がんによる死亡者として集計されます。

もう一つは、病変組織としてのがんです。がん細胞からできているとされている悪性腫瘍のことを意味します。腫瘍組織からがん細胞が見つかれば、この腫瘍は悪性腫瘍とみなされて、がんができているという解釈をします。この状態の悪性腫瘍が見つかれば、その患者はがんという病名をつけられます。

ただ、がん患者が沢山発生しているから、がん細胞を持っている人がたくさんいるとは限りません。診断が間違っていることがあります。「がんが見つかった」とは、「がんとみなされる腫瘍病変が見つかった」という意味です。

また、がんの診断は、科学的な証明によるものではありません。診断には医師の主観的な判断が入ります。

医師からがんを宣告されたからといって、体内にがん細胞があるという科学的証明がなされたわけではありません。そもそもそれは不可能です。したがって、医師の宣告は、患者の体内にがん細胞があることを意味するとは限らないのです。がんの持つ２つの意味を使い分けて考える必要があります。この２つの意味を混同すると、がんの本質を理解することができません。

なぜ自分で考えようとしないのか

自分の命に関わることであるにもかかわらず、がんとはどのような病気なのかを知らない人が大多数です。がんとはこのような病気であると、他の人に対して説明できる人がどのくらいいるでしょうか。

重要なことほど、普段から考えておかないと、いざというときに間に合いません。医師からがんを宣告されてから自分で調べようとしても、正しい情報に巡り会えるかはわかりません。医師から余命宣告をされたときなどは尚更です。冷静になって、がんという病気を俯瞰的に見るゆとりはないはずです。

余命宣告をされれば、余命を伸ばすためにという名目で、抗がん剤による治療を勧められることがほとんどです。その時には、抗がん剤の副作用がどのようなものかを調べるのが精一杯というところでしょう。そもそも抗がん剤投与に意味があるのかというレベルで考えるためには、事前にがんという病気について理解を深めておく必要があるのです。

余命宣告による恐怖を与えられると、冷静に物事を考えるよりも、何かに依存するしかないという諦めの心境になるようです。その結果として、医師に「全てお任せする」という患者が出てくるのです。抗がん剤により本当の恐怖が始まったら、逃れる手段がありません。医師に依存しても、抗がん剤の恐怖は取り除かれることはないのです。

がんへの恐怖心から逃れるためには、その時まで待つのではなく、事前に攻略法を考えておく必要があります。冷静になってがんという病気を考えることが、恐怖心から逃れるための最も有効な方法に違いありません。

医師に任せるのが一番良いという考え方は、自分では勝手に考えない方が良いという習慣に繋がっています。このような考え方の背景には、医療機関は常に患者のことを考えて最良の判断をしてくれるはずということを無意識のうちに前提条件に置いているはずです。

これは正しいのでしょうか。医療は患者のためにあるという美しい前提条件は、もしかして患者の勝手な思い込みに過ぎないかも知れません。

実際に、多くの医療機関は製薬会社などを含む巨大ビジネスに取り込まれています。患者のために最良の判断をしてくれる保証はありません。国公立病院も私立病院も大差はありません。大学病院や先進医療を実施しているような大病院であれば、背後に巨大な医療ビジネスの存在があることを考えておく必要があります。

一般の商品であれば、仮に不良品を買わされてしまっても、買い直せば良いと考えることができます。しかし、医療行為における不良品は、買い直しができません。特にがん医療は、危険なものが存在します。

また、医療に関する専門家である医師は、患者である自分よりも医学的な知識があるために正しい判断ができるはずという考えがあるかも知れません。しかし、この考え方は正しいとは限りません。何が本当に正しいのかについては、誰にもわからないことがたくさんあります。

がん医療に関してはまさにそうで、患者自身が判断するしかない場面があるのです。

早期教育の弊害

現在、がんに関する教育を初等・中等教育に取り入れる動きがあります。これを推進している団体が教材作成を行っています(4)。

これを見ると、がん細胞ががんの原因であることを印象付けていますが、肝心のがん細胞の定義は示されていません。がん細胞が毎日体内で1000個以上もできていると主張していますが、どのようにしてがん細胞を証明するのかについては触れられていません。この教材を無批判で見た子どもたちに、がん検診の必要性を刷り込む効果を狙っているようです。体内にできるがん細胞の数をクイズ形式で問うことにより、小学生でもがん細胞の存在を信じるようになることが織り込まれた内容です。

がん細胞の存在を前提としていますが、その前提条件の科学的な裏付けが、実ははっきりしません。そもそもがん細胞の証明方法がなければ、一日に１０００個以上のがん細胞が体内に発生していることを知るのは不可能です。がん細胞が知らない間に増えていくという口実で、がん検診の必要性を訴えるのであれば、その根本的な存在であるがん細胞についての詳しい情報が必要です。

　がん細胞がどのようなものであるのかについては、国立がん研究センターのホームページ（5）においても確認することは困難です。同センターの公式のがん情報サービスにおいて、「がんの基礎知識」というページ（6）があります。日本におけるがん細胞の公式見解と解される情報のはずですが、がん細胞が遺伝子の変異によって起こることや、この遺伝子変異は細胞の増殖や転移に関わることなどが記載されているだけです。がん細胞の定義や、がん細胞の証明方法などの記載はありません。

　がん細胞の証明は、未だに困難であるのが現実です。ですので、国立がん研究センターも、はっきりとした情報が出せない状態にあるのです。また、ウィキペディアでも、がん細胞という項目が作成されないのです。このような基本情報を曖昧にしたままに、がん細胞が体内で毎日数千個作られているということを初等中等教育の中で取り上げると、間違った知識を子どもたちに植え付けることになりかねません。また、実証実験により科学的な考え方を身につけることを目標とする学校教育には、ふさわしくないのです。

がん医療は西洋医学の象徴

現代社会においては、病気になったら病院に行くことが半ば常識化しています。病気になっても病院に行かないと、一体どうなるのかと不安を持つ人も多いかも知れません。

この背景にあるのが、医療に関する基本的な思想の画一化です。西洋医療に依存することが当たり前の社会になっていることを意味しています。このような画一的な社会は、本当に健全な社会と言えるのでしょうか。

たしかに、西洋医療にも優れた分野があります。救命救急医療のような外科的措置を伴う医療がその典型です。また、細菌感染などに対する抗生物質や化学療法剤を使った治療も、多くの命を救ってきたと考えられます。ただ、現代社会においては、抗生物質が有効な感染症はかなり限定的になってきています。

現代社会において重要であると考えられている生活習慣病に対する治療は、必ずしも西洋医学が優れているとは言えません。それらの疾病の患者数が増えていることがその証拠です。医学が発展して治療法が進歩すれば、その疾病の患者数は減るはずです。医学が発達したのに患者数や死者数が増えるというのは、矛盾した話です。

つまり、死亡者が増えるという予測は、治療法が進歩しないことを意味しています。

交通事故の死者数が増えるという予測が出されたとします。その場合には、死者数が増えないような対策を求める世論が高まるはずです。不思議なことに、がんと診断される人が増えるという予測に対しては、あまり疑問の声は出てきません。

通常は、治療法が進歩しないという予測は、医療の問題点を社会にさらすことであり、仮にそのような予測があったとしても発表しないはずです。このようなおかしな予測を社会が受け入れているとすれば、その社会が問題を抱えているのです。

このようなことがまかり通るのは、西洋医療に頼らざるを得ないという思想が、社会に行き渡っているからです。他に選択肢がないことから、お上から言われたことは何でも受け入れるという思考停止状態にあるようです。

官民一体となったキャンペーン

がんについて多くの人が知っているのは、病名としてのがんです。そして、そのまま放っておくと手遅れになってしまい、死に至る恐ろしい病気であると認識しています。テレビや週刊誌などのマスコミは、がんと診断された有名人の闘病記や死亡記事を取り上げて、がんは恐ろしい病気であると国民の脳裏に刻み込む役割を担っています。がんは死ぬ病気であるということを疑うことなく受け入れる思考回路を作るためのプログラムが存在するようです。

また、行政の保健福祉部門においても、同じ趣旨でがん検診活動を推進しています。マスコミの報道姿勢とピタリと歩調を合わせる形で、官民一体となったキャンペーンが行われているわけです。

このような一般向けのキャンペーンにおいては、がんという病気の詳しい内容は扱われません。もし、行政の窓口で聞いたとしても、専門家でないという理由で、詳しい情報を得ることはできないでしょう。

がんを放っておくとどうなるのかということに関して、信頼できる統計的なデータは、実は国内においては存在しません。本当にがんは恐ろしい病気なのかについて、客観的な情報がほとんど存在しないのです。

がん細胞を科学的に証明する方法が存在しなければ、がんであることを証明できません。したがって、がんに関する客観的なデータを公表できないのでしょう。

がんによる死亡者数の統計データは、「がんと診断されてがん医療を受けて亡くなった人」の総数です。「がんという病気が原因で死亡した人」の総数ではありません。がんと診断された人はがんという病気で亡くなるのは当たり前であるという〝常識〟は、がんは恐ろしい病気であるという官民一体となったキャンペーンに作られたものではないでしょうか。行政によるがん検診のキャンペーンが、結果としてがんの真実を隠す働きをしているのです。

行政によるがん検診の推進は、がん医療の信頼を高める役割を果たしています。がん患者を作り出す結果として、製薬会社の利権に貢献しています。税金を投じて製薬会社の利権に貢献することが、公的サービスとして適切であるのかを議論する必要があります。

がんという病気の「空白」

がんという病気の定義が存在しないことはあり得ません。病気の定義がなければ、病気の診断は不可能です。病気の定義は、その病気の本質を知る上で最も重要な情報です。

なのに、専門機関のホームページの情報からは、がんの定義を知ることは不可能です。そして、なぜがんによって死に至るのかということを理解することも不可能です。なぜなら、がんという病気の病変部位である腫瘍形成がなぜ心停止を起こすに至るのかという、途中の過程が説明されていないからです。この途中過程の重要な情報が、ごっそりと抜け落ちているのです。

つまり、国立がんセンターといったがん医療の頂点にある組織においても、がんとはどのような病気であって、その病気によって何故亡くなるのかが、全く説明できていないのです。これでは一般の国民が、がんという病気の仕組みについて体系的な理解ができないのは当然です。

病気の仕組みを理解するためには、病気の原因から病変の形成、症状の出現の仕組み、病気の進展、そして死亡に至る経緯などの情報が必要です。

がんの場合、特に病気の進展から死に至る仕組みまでが空白になっています。情報が抜け落

ちているこ とに関しては、案外と気が付きにくいのです。

命に関わる情報であれば、誰にとっても重要なはずです。ところが何が本当に命に関わる情報なのかを理解しない限り、重要な情報であるという判断は不可能です。そのために、重要な情報であっても関心を持つ人が少ないという社会現象が発生します。

がん医療の本当の問題は、マスコミも行政も明らかにしません。そもそも、情報を出す仕組みが存在しないようです。そのために、がんという病気についての重要な情報を得る手段がほとんどないのです。それにもかかわらず、これを問題視する声がほとんど聞こえてきません。がんは、死ぬ病気なので仕方がないという諦めがあるようです。

感情的に追いつめられることによって、思考停止になります。考えてみても結果は同じであるということかもしれません。もう考えたくないから諦めるという習慣は、同じことをいつまでも繰り返す危険性があります。

がん細胞を標的としたがん医療

がんは、がん細胞という病的な細胞が勝手に増殖と転移を繰り返しながら体を蝕んでいく病気であるという理解が一般的です。つまり、がん細胞が悪者であることが前提となっています。

がん細胞という悪者が、本人の知らない間に体中を蝕んでいくことによって死に至るというイメージです。そして、がん細胞の定義は、「無限増殖性と転移性の2つの性質を持った細胞」であり、正常細胞の遺伝子に傷がついて、がん細胞になると考えられています。このようながん細胞の性質により恐ろしい病原性を発揮する、という印象を持っている人が多いようです。

細胞が原因となって病気を引き起こす典型が、がんという病気であることは、半ば常識化しています。このような、細胞によって病気が引き起こされるという考え方は、西洋医学の病気の捉え方の基本です。ウイルヒョーの細胞病理学が発展して、現在の西洋医学の中心的な理論に発展してきました。

西洋医学は、病気は細胞の問題により発生するという考え方を基本としています。そのために、病理解剖は細胞の動態を調べることにより病気の原因を解明する目的のために行われます。西洋医学の研究においては、細胞病理学以外の考え方が入る余地はほとんどありません。

がんは、がん細胞という病原性の細胞そのものが病気の原因であるとされています。その意味において、がんという病気は細胞病理学の最も典型的な例と言えます。いわば、西洋医学の要とも言える存在です。

ウイルヒョーの時代から150年以上にわたって、がんは細胞の病気であると信じられてきました。転移という言葉に代表されるように、自分自身の細胞であるにもかかわらず、ある日突然に姿かたちを変えて恐ろしいがん細胞に変わるというストーリーを信じる人がほとんどです。がん医療の三大療法「手術」「放射線」「抗がん剤」は、がん細胞を標的としたものです。

死因が不明でも不思議に思わない

がんという病気は、一体何を問題としているのでしょうか。転移という言葉を繰り返し聞かされているために、がん細胞という恐ろしい細胞が、転移を繰り返しながら体中を侵していくために死に至るというような先入観を作り上げています。本人が気づかない間に転移をして勝手に広がっていくという、目に見えないものに対する恐怖心が想像力を掻き立てています。

このようながん細胞を作り出さないように、食べ物に気を使っている人はたくさんいます。がんにならないための生活習慣に関する情報はあふれています。健康な人でも毎日数百個のがん細胞が発生しており、にもかかわらずがんにならないのは、がん細胞を取り除く免疫力の働きによると説明する人がいます。しかし、どのような方法でがん細胞を見つけ出すのかは不明です。がん細胞を見つけ出す方法が存在しなければ、がん細胞の数が判るはずもありません。

一般的にがんの原因とされるがん細胞とは、いったいどのようなものなのか。また、がん細胞は、どのようにして体に悪影響を与えるのか。これらに関する説明をしたものは見当たりません。さらにがん細胞の影響により、どのような仕組みで心停止に至るのかを説明したものは皆無です。がん細胞が心停止を起こすような物質を作るという証明はされていないのです。

また、心臓においてがん細胞が増えるということもありません。がん細胞が物理的な障害を引き起こすことによって、直接的に心停止を引き起こすわけではないのです。腫瘍が大きくなりすぎて、物理的に管をつまらせるということはあり得ます。しかし、これは心停止を直接証明するものではありません。

一般的には、がん細胞は他の臓器や同じ臓器の他の場所に移り、その場所でどんどん増える転移性という性質が問題であるとされています。仮にそうであったとしても、がん細胞が心臓に移るということはありません。

がん細胞が全ての問題を引き起こしているという前提条件が、がん医療の基本となっています。しかし、がん細胞がなぜ恐ろしい存在なのかという点に関しては、どこの情報を辿っても明確に示されていないのです。

それでは、なぜ余命宣告ができるほどの精度で、病気の進行を予測できるのでしょうか。心停止に至る原因は必ず存在します。その直接的な原因を明らかにしない限り、がんによる死亡者数は減ることはないのです。

がんという病気が説明できない理由

がん細胞がこの世に存在することを疑う人はほとんどいないかも知れません。がん細胞が存在するから、がんによる死亡者が沢山発生していると考えるのが普通です。

ところが、がん細胞の存在を証明することは極めて困難です。実際にがん細胞の存在を科学的に証明することに成功した人は、世界中を探しても存在しないのです。その理由は、がん細胞の特徴である無限増殖性と転移性を科学的に証明するための適切な方法が存在しないからです。科学的な証明方法がないのであれば、がん細胞の存在証明をすることは不可能です。

実は、がん細胞の存在については、多分存在するのだろうというような仮説に過ぎません。このような仮説に基づいてがん医療が行われています。がんの診断も治療も、がん細胞が存在するはずという仮説に基づいたものです。したがって、がんによる死亡者数も、がん細胞が存在すると仮定したものに過ぎないのです。

このようなおかしな状況が続いているのは、西洋医学の歴史が関係しています。がん細胞の存在を前提として、これをモデルとして細胞が病気を引き起こすという考え方が提唱されたのです。これは、細胞を単位として生命を考えるという、現代の生命科学の基本とも関係しています。細胞の機能と動態の異常が病気の原因であるとする細胞病理学を基本として西洋医学は発展してきました。すなわち、西洋医学はがん細胞が病気を引き起こすという概念から発展してきたのです。つまり、がん細胞によって引き起こされるがんという病気が、西洋医学の根本的な理論である細胞病理学の原点というわけです。

ところが、肝心のがん細胞の存在については、１００年以上の研究にもかかわらず、未だに科学的な証明ができないという問題を抱えています。仮説に過ぎないがん細胞ですが、今更がん細胞は仮説に過ぎないというわけにはいきません。そのために、多分がん細胞は存在するだろうという考えにより、がん医療が続けられています。これが、がん医療の抱えている根本的な問題です。

そのために、がんという病気について、定義がはっきりできない状態に陥っています。また、がん細胞についても同様です。医療機関や行政が、がんという病気についてはっきりと説明できないのは、それなりの理由があるのです。

病気を引き起こす本当の原因

病気を引き起こす原因が分からなければ、本来は治療の方針が立てられないはずです。病気の原因を取り除くことによって、病気の状態から健康な状態に戻すことができるからです。

ところが西洋医学では、病気の原因を取り除くという発想が失われてきています。症状が病気であるとして病気の定義を行い、症状を一時的に抑える薬を治療薬と称して患者に処方することが、一般的に行われています。この方法では、病気の原因は放置されることになるので病気が更に進行することになりかねないのですが、症状が一時的に抑えられることから、患者に対してある程度の満足を与えるという効果はあるようです。

ですが、がん医療においては、一般的な西洋医療の治療とは随分と様相が異なります。病気の原因を探るためと称する検診と精密検査により発見された腫瘍を問題視します。がん細胞に変わるかも知れないという予測に基づいて、がんの診断が行われます。そして、腫瘍の部位や腫瘍の数、大きさなどに応じて、手術、放射線、抗がん剤のいわゆるがんの3大療法が行われます。これらの療法はがん細胞が問題を引き起こす元凶であるとして、これらを取り除くという名目の医療行為がおこなわれます。

仮説の存在に過ぎないがん細胞が、患者の腫瘍からできるかも知れないという仮説に基づいて、これを予め取り除いておけば治療行為になる、という理屈です。がん細胞も仮説、腫瘍細胞からがん細胞に変わるかも知れないのも仮説、取り除くことが治療になるというのも仮説……という3重の仮説を使っているのが、がんの三大療法の実態です。

これだけ仮説を重ねると、何が仮説で何が本当のことかもわからなくなってしまいます。がんの三大療法には、極めて侵襲性が高く命の危険性を伴うものが含まれています。本当にがん細胞が体内に存在しない限り、侵襲性の強いがん医療は患者の利益になるとは考えられません。

存在するかどうかもわからないがん細胞が病気を引き起こすと考えるよりも、侵襲性の強いがん医療が病気を引き起こすと考えた方が自然です。病気の本当の原因を探求することが、患者のための医療につながることは間違いありません。

第2章　腫瘍とがんをどう見分けているのか

腫瘍とがんの違い

腫瘍とは細胞の塊です。外見から判断することができます。腫瘍が体にとって良くないものであるかどうかは、一概には言えません。体にとって良くない物体を取り囲んで、体を守る働きがある場合もあり得ます。

これに対してがんは、細胞が無限に増殖して体の臓器や同じ臓器内の他の部位に転移する性質を有するとされてきたものです。がん細胞の転移によって、転移先でがん細胞の増殖が起こり、体の機能が損なわれると説明がなされてきました。

がん細胞が無限増殖と転移性という性質を有しているとされているので、がん細胞が含まれる腫瘍が、がんというわけです。腫瘍であっても、無限増殖性と転移性を有するがん細胞が含まれないものは、がんではありません。良性腫瘍という言い方で、悪性腫瘍（がん）とは区別をしています。

現在のがん医療は、複数の腫瘍が見つかった場合に、一つの腫瘍の細胞が他の腫瘍にがん細胞が転移したものであるという考え方をしています。

しかし、この考え方は一つの仮説であって、実証実験により科学的に証明されたものではありません。これまで100年以上にわたって、様々な実証実験の試みが行われてきたにもかかわらず、転移性のあるがん細胞の存在証明に至っていません。

腫瘍は塊状になった細胞の集合体であり、肉眼的に病変部位として観察されるものです。肉眼観察により実在するものです。これに対してがんは、実証実験により証明されたものではなく、ただの仮説に過ぎません。

腫瘍は実在するものであるのに対して、がんは腫瘍の中で悪性のものがあるという仮想世界の想像的なものです。これまでがんと診断された患者は国内だけでも数千万人に達していますが、これらの患者の体内に確認されたものは腫瘍であって、がんの存在が科学的に証明された人は一人もいないのです。

このように、腫瘍とがんは、明確に区別して捉える必要があります。

腫瘍は恐ろしくない

腫瘍は細胞が塊を形成している状態ですが、恐ろしい病原性細胞の塊というわけではありません。本来は、シート状に展開するはずの細胞が、細胞の展開がうまく行かなかったことにより、塊を作ってしまったという状態です。腫瘍が問題となるのは、細胞の塊が大きくなりすぎたことによって、物理的に管を塞ぐなどの問題を引き起こす場合です。腫瘍細胞自体は、このような物理的障害を除いて病害性があるわけではありません。

腫瘍の観察から言えることは、通常はシート状に展開する細胞が塊状になっているという観察事実です。この事実だけでは、細胞が無限増殖性を有しているとは言えません。細胞の並び方が正常の細胞とは異なるという事実が判るだけです。無限増殖性がなければ、転移をする性質に変わるとも言えないわけです。

そうであれば、腫瘍細胞の無限増殖性を実際に調べる必要があります。細胞をシャーレ内で培養することにより、細胞の増殖性を調べることができます。

もし、腫瘍細胞の中に無限増殖性を有する細胞があれば、細胞がシャーレ内でどんどん増えるはずです。このようなことが起こるのであれば、腫瘍を放っておくと、やがて転移性の形質を獲得するかも知れないという理屈は成立するかも知れません。

ところが実際には、腫瘍細胞から採取した細胞がシャーレ内で無限増殖性を示すわけではありません。未成熟な正常細胞の仲間であり、形態的には異常な細胞として観察されます。

この場合には、細胞自体が無限に増殖する形質を獲得したわけではなく、そのために転移性という新たな形質を獲得することは不可能です。細胞には寿命があるため、寿命が尽きた細胞が多くなれば、腫瘍の大きさは小さくなります。細胞増殖の速度と寿命の関係で、腫瘍の大きさが決まることになります。

無限増殖性の細胞が見つからない腫瘍においては、この腫瘍を敵視する必要はありません。細胞の増殖は、物理的な環境が整えば、あるところで平衡状態に達するはずです。また、腫瘍の周辺環境によっても、細胞増殖の速度と寿命を迎える細胞との関係性が変わってきます。細胞の増殖を減らして寿命を迎える細胞を多くするような環境をつくることによって、腫瘍の大きさをコントロールできるはずです。

腫瘍を恐ろしいものと決めつけてこれを攻撃する医療は、免疫力を低下させます。攻撃的な医療は自分の免疫の仕組みを破壊して、結果として命の危険に及ぶこともあり得ます。

「闘わねば」という考えは間違い

一般的な腫瘍細胞とは異なり、がん細胞は転移性という性質を持っているために恐ろしい細胞であるとされてきました。腫瘍細胞が、他の細胞への転移性も持っていないにもかかわらず非常に恐れられているのは、腫瘍細胞の遺伝子に傷がついて転移性という新たな形質を獲得するかも知れないという予測があるからです。あくまで予測なので、実際のところは誰もわかりません。つまり仮説です。

一般的には、がん検診、そして精密検査により疑わしい腫瘍が見つかると、念のためという名目で細胞診が行われます。そして細胞診で疑わしい細胞が見つかると、がんの確定診断が行われることになります。このようにして、実際には腫瘍に過ぎなくても、がんの疑いという診断が行われる仕組みが存在します。これが、腫瘍とがんを混同する原因になっています。

腫瘍形成は、細胞自体に遺伝子変異などの原因があり発生するものであると信じられていますが、因果関係を証明したわけではありません。腫瘍は形態観察からは細胞の並び方の不具合のようなものであり、腫瘍細胞自体が宿主に病害性を持っていることを証明できません。

それにもかかわらず、腫瘍を小さくすることだけを目標とした抗がん剤投与が行われています。抗がん剤を使った化学療法は全身に薬が回るため、腫瘍細胞だけを標的にすることは困難です。抗がん剤によって正常な細胞に対する攻撃が同時に起こるのを、避けることができません。

本来は攻撃する必要のない正常細胞の中には、非常に増殖速度の速い細胞群があります。抗がん剤の標的は増殖速度の早い細胞であるために、真っ先に障害を受けるのは、正常細胞の方です。実際に腫瘍細胞は、正常細胞の中の増殖速度の速い細胞群と比較して、遥かに遅い速度でしか増殖できないものが多いのです。そのために、腫瘍細胞に影響が出るような濃度において抗がん剤を使用すると、正常細胞への影響を避けることができません。

増殖速度が速い正常細胞は、免疫系に重要な役割を担っているので、抗がん剤の使用による免疫抑制により感染症の深刻な影響が起こり得ます。

果たして、このような危険を犯して腫瘍細胞を攻撃する必要があるのでしょうか。腫瘍細胞はがん細胞であるという証拠はどこにもありません。腫瘍細胞ががん細胞でなければ、腫瘍細胞を敵視する必要もないのです。腫瘍細胞を敵視するがん医療は、自分自身の健康を損ねることになりかねないのです。

因果関係の証明がない

がんの早期診断によってわかることは、形態的に腫瘍が観察されたということです。腫瘍細胞が無限に増殖するかどうかはわかりません。まして、転移性について、わかるはずもありません。腫瘍細胞が有限の寿命を持った細胞であれば、あえて検診により早期にこれを発見して、取り除く必要はありません。

この小さな腫瘍が将来問題を引き起こすかどうかは不明です。腫瘍細胞の無限増殖性と転移性を証明することが不可能なので、将来腫瘍が大きくなるか、小さくなるかを予測することは困難です。

本来はシート状に細胞が展開するはずなのに塊になってしまうのは、細胞の問題というよりも、その細胞が増殖する環境に問題があると考えられます。細胞の環境を改善することと健康な状態を取り戻すことは、密接な関係があります。

遺伝的に細胞の形質が変わることによって、腫瘍細胞へ変化すると考えられています。これは、山極勝三郎博士のウサギの耳にコールタールを塗り続ける実験結果から導き出された話です。しかしながら、コールタールを皮膚に塗り続けることにより細胞周囲の環境が変化した結果、細胞の増殖環境が異常となって腫瘍が形成された可能性があります。

その後の遺伝子工学の発展により、遺伝子操作ができるようになりました。それにもかかわらず、遺伝子変異により無限増殖性と転移性を併せ持った細胞の作成に関して、実証実験の成功例がありません。これに対して、細胞増殖過程の異常により遺伝子変異や染色体異常が起こるのは珍しいことではありません。したがって、遺伝子の変異は細胞増殖の異常の結果である可能性が高いと考えられます。

転移性が証明されない限り、腫瘍は格段に恐れるようなものではなく、現実的に対応すれば良いのです。腫瘍細胞が将来他の臓器に転移する証拠はありません。遺伝子の傷により無限増殖性という性質を獲得するのであれば、実際に遺伝子に傷をつけた単体の細胞が、体内において無限増殖性により腫瘍を形成することを証明する必要があります。そうでなければ、遺伝子の傷と無限増殖性との因果関係の証明は不可能です。実際には、単体の細胞を体内に移植して無限増殖性を証明することも不可能です。

もし、遺伝子の傷により転移性という性質を獲得するのであれば、無限増殖性を有する細胞の遺伝子に傷をつけて、単体の細胞が転移性を有することを証明する必要があります。この実験により、遺伝子の傷と転移性という新たな形質を獲得することの間の因果関係の証明ができるはずです。しかし、実際には単体の細胞が転移性を有することの証明はできていません。したがって、遺伝子の傷と転移性獲得との間の因果関係を証明することは不可能です。

がんという言葉が、恐怖のシンボルとして使われています。そして腫瘍とがんを混同することから、腫瘍も恐怖のシンボルとして代用されることがあります。腫瘍とがんの混同が、人々の恐怖心を拡大し、問題を発生させています。

細胞診とは何か

がんを診断するためには、がん細胞の存在を証明する必要があります。その手段として行われているのが細胞診です。実際には証明になっていないのですが、一応はがん細胞と同定する役割を担っていると考えられています。

がんを疑われる腫瘍病変部位から小さな細胞塊を採取して、これを顕微鏡によって細胞の形態的な特徴を観察します。細胞の核の大きさや形状、細胞質の染色性などの形態的な類似性により、がん細胞であるかどうかの判定をすることになっています。

この時に調べているのは、あくまで細胞の外観上の類似性です。細胞の種類によって細胞の大きさや形状が異なります。また、一般的に細胞は核を持っており、核の形や大きさは細胞によって異なります。また、核の数が複数の場合もあります。細胞質の大きさや染色性も、細胞の種類によって異なります。がん細胞らしき見本との類似性が、判定基準になっています。

本来は、がん細胞の判定において、細胞の機能を調べる必要があります。細胞の機能を調べることによって、初めて細胞が無限の増殖性を有しているという問題点が明らかになるからです。細胞の形態的な観察によって見本となる細胞との類似性を調べるだけでは、見本の細胞と類似しているということしか言えません。本当は、細胞の機能を検査すべきところを、見本となる細胞との類似性があるという理屈を持ち出して、本質をすり替えているのです。

確定診断の結果、がんとなれば、余命宣告が行われることがあります。患者にとっては死刑宣告のような意味を持っている重要な判定です。このような重要な検査にもかかわらず、細胞の機能を調べるという重要な項目は完全に省略されています。形態的な観察により細胞の無限増殖性を類推することができるのかという点に関しても、何の科学的根拠も存在しないのです。

一体なぜこのような科学的根拠のはっきりしない検査が、がんの確定診断として用いられているのかを考える必要があります。細胞診は、あくまで形態上の類似性に特化した診断で、恐ろしいがん細胞の存在を調べるものではありません。

細胞の形態観察は意味があるのか

細胞の形態から細胞の無限増殖性を類推することに、科学的根拠は存在するのでしょうか。もし細胞が無限増殖性を有していることを証明したいのであれば、直接的に無限増殖性を有していることを示すのが、最も確実な方法です。これが証明できれば、がん細胞であることの証明のための重要な足がかりになるはずです。

細胞の増殖性を直接的に示すには、シャーレの中で細胞が増殖するかどうかを調べるという方法があります。最近は細胞培養の技術が進んでおり、細胞の増殖性を調べることは、それほど難しいことではありません。細胞の増殖速度を調べることも可能です。単一の細胞から無限増殖性のある細胞を取り出すことができた場合には、無限増殖性という細胞の存在を証明することができます。

腫瘍病変部位から採取した細胞塊は、すべて均一の細胞集団ではありません。形態的にも色々な細胞が混じっています。それらの細胞集団が、果たして同一の細胞に由来するのか、あるいは、細胞が増殖する環境に問題があって細胞が異常な増殖を起こしたものが混在している可能性もあります。

形態的な観察で得られる情報は、細胞の増殖性という点に絞ったとしても、通常の細胞とは異なった形状を有する異常な細胞であるという程度です。この異常な形態は、無限増殖性どころか、細胞分裂の能力を保持しているのかも怪しい細胞です。

このような点から、がんの確定診断としての細胞診は、異常な形態の細胞があることを確認しているに過ぎません。細胞の形態が異常だからといって恐ろしいがん細胞であるとは、誰も証明したことがないのです。何を調べているかもわからないにもかかわらず、これをがんの確定診断として使っていることが問題点なのです。がんの確定診断に関する本質的な問題が、広く周知されていないのです。

細胞の機能を調べない細胞診

臨床検査は、現在の体の状態を客観的なデータにより位置づけるという意味があります。客観的なデータであっても、現在の体の状態をどの程度反映したものであるのかについての証明ができていないと、このデータを用いて現在の体の状態を類推することには限界があります。

この問題をがんの細胞診に当てはめてみます。がんの細胞診において問題としているのは、腫瘍組織から取り出した細胞塊の中に、本当にがん細胞が含まれているのかということです。がん細胞は、無限に増殖する性質と他の臓器などに転移する性質があるために、放置すれば次第に体を蝕んでいくことが問題とされています。

そのため、がん細胞が含まれている疑いがある場合には、細胞の機能を調べることが最も有効なはずです。最も基本的な機能としては、細胞の無限増殖性です。その他に転移性や病害性などの機能を調べることも課題のはずです。

実際にがんの細胞診において行われていることは、無限に増殖する能力を有するという細胞の性質ではなく、細胞の形態的な特色を調べているのに過ぎません。

そもそも、このような細胞がこの世に存在するという証明ができていないと、細胞の形態的な特色から、がん細胞であると類推することは理論的に不可能です。

がんの証明ができる検査法は存在しない

現在のがんの確定診断に使われている細胞診は、悪性腫瘍とみなされる腫瘍から取り出した細胞と類似しているかの判定です。ここで問題となるのが、見本となる細胞が、本当にがん細胞であると証明されたものではないという点です。悪性らしい顔つきをしているというだけで、無限増殖性も転移性も証明できていないのです。顔つきで性格が判るはずもありません。

悪性のがん患者とされている人の病変部位から採取された細胞と類似していることが、現実に行われている細胞診の判定基準ですが、そもそも無限増殖性と転移性を併せ持ったがん細胞がこの世に存在しないのであれば、このような検査は無意味です。

臨床検査においては、その検査がどの程度医学的に意味があるのか、科学的な裏付けが必要です。科学的な位置づけがはっきりしない検査については、それなりの利用に留める必要があります。

このように細胞の類似性ということを根拠にした検査には、限界があります。実際は、がんの確定診断に使えるようなレベルではないのです。それにもかかわらず、細胞診を全面的に信用する形で、がんの確定診断が行われているのが現実です。

事実として、がんの原因とされているがん細胞を検出する方法は、この世に存在しません。それにもかかわらず、細胞診により年間約100万人の人が、がんの確定診断をされています。そして、40万人近くの人ががんで亡くなったとされているのです。

「がんもどき」との類似性

がんの確定診断として行われている細胞診は、腫瘍から採取された細胞が、本物とされているがん細胞の見本と類似しているかの診断です。

そもそも、細胞診における類似性判定の見本となっているがん細胞が、本物であると証明されたものでないことは、これまで述べてきたとおりです。細胞診の見本となっているがん細胞は、がん細胞の偽物というような代物です。いわゆる「がんもどき」との類似性を調べているのに過ぎません。がん細胞の条件である転移性を証明する方法が確立されない限り、本物であるかどうかは誰にも判りません。

年間100万人もの人に対して、もしかして本物かも知れないという理由でがんの確定診断が行われています。このようなことを続けていると、よくわからない陽性判定によりがんの確定診断が行われる結果として、がん患者が多数発生するということが、永遠に終わらなくなってしまいます。

偽物としか考えられない見本を使い、これが本物であることを前提として細胞診が行われているのが現実です。見本が本物であるという前提なので、細胞診に従事している人が自身の仕事に疑いの目を持つことは事実上不可能です。

がんを診断する医師は、細胞診という方法が、がんの確定診断として正しいということを前提として、がんの診断をしています。細胞診を疑わしいと考えるゆとりはありません。前提条件を疑うと、これまでの自分の仕事を否定することになりかねません。多少の疑問はあったとしても、細胞診の結果を全面的に信用するという立場を変えるわけにはいかないのです。

「細胞診」は検査ではない

がんの確定診断として使われている細胞診は、医師によるがんの宣告において、決定的な役割を果たしています。細胞診の結果によりがん細胞という判定が出ると、これを全面的に信用する形でがんの宣告が行われ、場合によっては余命宣告が追加されます。患者にとっては、悪夢のような瞬間が訪れるのです。

実際には、細胞診は検査法といえるレベルに達していません。細胞の異常が何を意味するのかがわからなければ、その結果から異常な細胞が見つかったとしか言えないからです。病気の原因を特定することにならないだけでなく、そもそも細胞の異常が大きな問題であるとも言えません。

細胞診が正式な臨床検査であると言えない証拠として、「がん細胞検査」ではなく、わざわざ「細胞診」という言葉を使っています。何の細胞かも明示していません。細胞の診断という意味の「細胞診」との言葉には、検査ではなく、診断であるという意味が込められています。

診断には、科学的根拠は必ずしも必要はありません。何からの根拠は必要ですが、その根拠については科学的に証明されたものでなくても良いのです。例えば、経験上というような曖昧で主観的な診断は、よく使われます。経験上の判断とは、「これまでこのようにやってきたから」というような職人的な熟達を意味する良い意味もありますが、間違っている場合には、これまでの判断はすべて間違っていたということもあり得るわけです。

細胞診は担当医が直接行うのではなく、細胞診の民間資格を持った検査技師が行います。結果の適格性については、検査技師が責任を負うような立場にはありません。また、担当医も細胞診の結果の適格性については、自身が責任を負う立場にいるとは考えていません。

通常の社会における職人的な経験的判断の結果は自身の責任に帰っていくのに対して、細胞診の結果については、担当医の責任にならないような仕組みになっています。また、細胞診を実施している検査技師も、自分の出した結果がどのように医療において使われているのかを知ることは通常はありません。

このようにして、細胞診は結果責任が曖昧な状態で、検査でないにもかかわらず、「がん細胞の検査」であるかのような印象を、担当医や患者に与え続けているのです。

その意味で細胞診という言葉遣いは、絶妙の言い回しにより、その本質を隠す役割を果たしています。さらに責任体制を曖昧にして、問題の先送りが繰り返される仕組みです。

本物がないと検査法は作れない

本物と類似していることを根拠にして、病原体の検査法が作成されています。あくまで類似しているということしか言えません。犯人探しのモンタージュ写真を根拠として、これと類似している人を犯人の候補にすることとよく似ています。類似しているから直ちに犯人、というわけにはいきません。刑事事件では、犯人を逮捕してからも本当に犯人であるという証拠を集めます。

がんの細胞診は、モンタージュ写真と似ているから直ちに犯人であると決めつけて、無期懲役や死刑などの量刑を定めているようなものです。決定的な証拠集めも、公開の裁判もありません。裁判官も弁護士もいないのです。本人が認めればそれで終わりです。

本物とされる見本と類似しているという細胞診が即、確定診断です。犯人と似ているとされているモンタージュ写真と似ているという判定により、犯人であると確定判決しているのと同じです。

犯人探しのためのモンタージュ写真は、犯人を目撃した人の証言をもとにして作成されます。確実に犯人が存在して、状況証拠からその人物が犯人に違いないということを根拠に、その人物の目撃者の情報からモンタージュ写真が作成されます。

その一方で、がんの細胞診では、無限増殖性と転移性というがん細胞の性質を持つはずの本物が、存在証明すらされていない状態で作成されています。これが本物であると断定した医学界の権威によって作成されていますが、本物であるという科学的根拠が揃っているわけではありません。腫瘍組織の形状や数、そして細胞の形や大きさ、核の形や大きさ、細胞質の染色性など、いかにも悪そうな顔つきをしているということを根拠に、権威によって犯人に違いないというお墨付きが与えられているのです。

これでは、犯人がいるかどうかもわからない状態で、警察の幹部がモンタージュ写真を作成するようなものです。このモンタージュ写真に、いったい何の意味があるのでしょうか。通常の社会においては犯人が存在することだけは間違いがないということが確認されないと、モンタージュ写真作成にも至らないはずです。

本当の犯人かどうかは問題でなく、大きな利権により犯人が自然に発生する仕組みが存在するとしたら、恐ろしい世の中であると感じる人が多いはずです。

診断は科学の証明ではない

ツチノコやネッシーの一部と見られる肉片が見つかったと主張する人が現れた時に、税金を使って肉片を真贋鑑定しようとすると、その行為にどのような意味があるのかという疑問の声が必ず出てくるはずです。生きている本物が見つからない状態では、死んだ肉片の一部が本物であるかどうかを調べる方法はありません。まずは、生きている本物を見つける必要がありま す。肉片の真贋鑑定が出てくるのはその後です。

本物が見つからない段階において、真贋鑑定により本物とされた肉片がたくさん出てきたからと言って、本物が証明されたということにはなりません。真贋鑑定自体の信頼性を考えるのが筋です。そもそも、真贋鑑定の信頼性以前の問題として、真贋鑑定という行為自体に疑いをかけられるのが普通です。

がん検診のように、国・行政が推進しているような事業において、最終的な確定診断として用いられる細胞診に科学的根拠がないはずがないという思い込みがあるかも知れません。しかし、国・行政が推進しているのは検診事業であって、細胞診ではありません。一般的に健康診断を推進することに問題があるわけではないのですが、がん検診の結果、細胞診にたどり着く仕組みが作られています。この仕組みを作るために、国や行政が直接的に関わっているわけではありません。結局のところ、誰が責任者かということも判らないのです。

仮にがんは幻に過ぎないとしても、がん医療を受けたいという患者が多数存在していることも事実です。がん医療を受けたいという人が多数存在する以上は、偽りの真贋鑑定であっても存在し続けることになってしまいます。

細胞診がなんとなく疑わしいと考えている医療関係者もいます。しかしながら、長年続けられてきたがんの確定診断の方法に関して、疑問の声を出すことは容易ではありません。

これまでがんの診断において決定的な役割を担ってきた細胞診を行っていた検査技師や、これを利用してがんの宣告を行ってきた医師には、がん患者の命を救うという使命感があったはずです。もし、細胞診が本物のがん細胞の診断を行っていたのではないとなると、これまでの正義感に対する信念が覆されることになります。

実証実験は不可能

がんの病理について、がん細胞は正常細胞に由来するということがドイツのウイルヒョーによって提唱されてから、約170年の年月が経過しました。がんの転移について、がん細胞が転移することにより発生するという考え方は、ウイルヒョーの細胞説に由来しています。

しかしながら、がんの転移説に関しては、世界の誰も証明することができていません。がん細胞がどんどん広がって大変なことになるとされていますが、これが実際に起こるのかについては、実証実験により調べるしか方法はありません。

そのためには、本物のがん細胞が必要です。本物のがん細胞を使って実験をすることが実証実験です。何をもって本物というのかが決まっていないと、本物の同定ができません。がん細胞の場合には、無限増殖性と転移性です。この2つの性質がないと、放っておくと体中を蝕む恐ろしいがん細胞の性質が説明できないからです。

人間においては、転移性の実験ができません。また、人体内で無限増殖性の実験も不可能です。そのために、人体において本物のがん細胞であることを示す実証実験は不可能です。

動物でも証明できないがん細胞

動物においては、転移性の実験を行うことは可能なはずです。また、理屈の上では、体内での無限増殖性の実験もできるはずです。特にマウスやラットは、遺伝子がほぼ均一な系統が幾つも確立されています。そのために、細胞を使った実験を行いやすい環境が整備されています。それにもかかわらず、転移性のあるがん細胞の実証実験は成功していません。つまり、本物のがん細胞が存在することは、未だに証明されていないのです。

動物実験で可能なのは、体内での増殖性を示すことだけです。この場合においても、体内の免疫系を抑制するように特別な措置をする必要があります。しかも、かなりの数の細胞を注射により体内に入れる必要があります。

正常な免疫系を有する動物において、単体の細胞を無限に増殖させるような実証実験は成功していません。つまり、健康な動物においては、無限増殖性のある細胞が存在することについての証明もできていないのです。無限増殖性ですら実証実験が成功していないのですから、健康な動物における転移性の実証実験が成功していないのは当然です。

動物実験においてすらがん細胞の証明は成功していないのが現実です。実証実験ができないヒトにおいては、がん細胞の証明ができていないのは当然です。

本物の存在証明と本物の検査法はセットになっている必要があります。本物の検査法だけが存在して、本物の存在証明がないということはあり得ません。

がんもどき理論

日本においては、転移性のあるがん細胞に変異する可能性があるので、早期診断・早期治療ががん対策の基本であるという見解が一般に普及しています。この考え方に沿って、がん検診により早期発見に努めることが望ましいとされています。

このようながん対策の通説に対して、『患者よ、がんと闘うな』の著者である近藤誠博士は、腫瘍細胞が転移性のがん細胞になることはないとして、検診で発見される腫瘍は「がんもどき」であるという説を提唱されていました。そのために、これを早期に発見するためのがん検診は不要であるとして、行政などが推進しているがん対策に警鐘を鳴らしていたのです。

その上で、もし本物のがんであれば、すでに他の場所に転移をしているはずという理論から、「がんもどき」と「本物のがん」を区別して考える必要性があるという提言をされていました。

実際には、転移性のあるがん細胞が存在するという科学的な証明方法は存在しません。したがって、近藤理論の「本物のがん」の存在証明はないということになります。そのため、現在までにがん検診で見つけていたものは、すべてが「がんもどき」であると考えられます。

存在証明がないという事実は、存在しないことと同じではありません。存在証明がなくても、もしかして存在するかもしれないということを完全に否定することはできないからです。

がん細胞というものが、もしかして存在するかもしれないということで、がんの診断が行われます。存在証明はなくても、医師の診断としては法律に違反するわけではありません。日常業務として科学的な証明を義務づけることは、事実上不可能です。

問題は、もしかして存在するかもしれないというがん細胞を標的としたがん治療が、非常に侵襲性が強く危険性が高いことです。がんと診断された人でも、本当にがん細胞を有している確率は、限りなくゼロに近いはずです。これに対して、がん医療の強い侵襲性は、限りなく100％の確率で病害性を与えます。この病害性が致死的になることも稀ではありません。

つまり、がん治療は、空想の生き物のような存在のがん細胞に対して、万一その生き物がいたら大変だという想定のもとに、致死的な被害が出るような医療行為であり、それが日常的に行われていることに問題があるのです。

このように過激な医療が、適正な医療行為と言えるのかということに関しては、大いに議論が必要なはずです。もしかして危険ながん細胞が存在するかもしれないというのであれば、しばらく観察を続けてその動向を調べることが、本当の医学の進歩につながるはずです。

近藤誠博士の放置療法は、このような観察を重視したものです。慌ててがん治療を始めると、病害性が何によって生じたのかがわからなくなってしまう危険性があるのです。

何と闘うのか

がん細胞がもっているはずの無限増殖性と転移性という二つの性質。これを一つの細胞が持ち合わせていることを証明できなければ、がん細胞の存在が科学的に証明されたことにはなりません。ところが、転移性と無限増殖性を併せ持ったがん細胞の科学的証明は不可能です。科学的な証明ができない状態にもかかわらず、がん細胞の存在が間違いはないという演繹的な理論に基づいて、がんの診断法が作成されています。

ただ、この世に存在すると証明されたこともない恐ろしいものを勝手に想像する行為自体には、必ずしも問題があるとは言えないかも知れません。架空であっても、もしかして本当に存在するかも知れないという考え方もあり得ます。しかし、架空に過ぎない恐ろしいものと闘う必要があると人々の脳裏に植え付けることは、大きな問題を引き起こします。闘いという言葉は、危機が迫っているという心理状態をもたらし、冷静な思考力を失わせる力を持っています。

多くの有名人が、がんと闘う闘病生活に入っていることが、テレビや週刊誌で報じられます。これらに接して、がんとの闘いが避けられないのだという印象を持つことにより、がんは実在する恐ろしい病気であるということをそのまま受け入れる思考回路が作られます。こうして、必要な場合にはがん医療という恐ろしい医療を受けざるを得ないという覚悟ができ上がるのです。

そもそも架空の敵なので、一体何と闘っているのかが不明です。果たして架空の敵と戦う必要があるのでしょうか。闘いという言葉は、全てを曖昧にする力があるようです。冷静な判断力を失い、後戻りが出来ない状態に追い込まれます。

存在証明のないものに恐れる仕組み

腫瘍が大きくなっていくという現象は、細胞が勝手に増えていく無限増殖性の細胞の存在を意味するものではありません。腫瘍形成は、有限の寿命を持った細胞が増殖を止める仕組みが働かないことで起こります。また、腫瘍を構成する細胞は、必ずしも均一の細胞集団ではありません。腫瘍細胞を取り出してきて細胞培養しても、無限に増殖するわけではありません。

米国においては、がん細胞株というのがいくつか樹立されています。がん患者から分離されたとされていますが、その詳細は不明です。これらのがん細胞株は、シャーレ内では勝手にどんどん増えるという無限増殖性を持っています。がん細胞株の樹立方法は不明ですが、染色体変異を起こしていることから、強度の放射線照射やウイルスなどが使用されていると考えられています。染色体異常を起こしており、自然の状態の細胞とはかけ離れています。遺伝子に傷が付いているというレベルのものではなく、大胆に遺伝子が変化してしまっています。

仮に体内に戻したとしても、単体では増殖できないような代物です。このような物が、転移性を持つことはありません。したがって、がん細胞株という名称がついているだけであり、本物のがん細胞ではありません。がん細胞株が存在するから、本物のがん細胞の存在証明があるというのは間違いです。

腫瘍病変を問題とすることの多くは、腫瘍細胞が転移性のある病原性細胞へ転換するという考え方です。転移性のあるがん細胞への転換理論は仮説であり、実証実験により証明されたものではありません。

がん医療は、将来がん細胞に変わるかも知れないという仮説に基づいた医療です。病原性細胞が出現する可能性を考えて、その出現を予防するという目的で、腫瘍病変を手術で摘出することや、放射線照射により腫瘍細胞に障害を与えているわけです。遺伝子に傷が付いて転移性を獲得するかも知れないという仮説に基づいて、危険な医療が行われています。

抗がん剤による処置は、転移性のあるがん細胞が、すでにある臓器で病原性を発揮して増殖を始めたという仮説に基づいて、このがん細胞に障害を与えることを名目にしています。しかしながら、攻撃対象としている転移性のあるがん細胞は仮説です。抗がん剤治療ががん細胞の撲滅に有益であるという証拠を出すことは、理論的にも不可能です。

このようながん医療の理論は、腫瘍を放置すると遺伝子に傷が付くことがあるかも知れない、そして転移性のある病原性細胞ができるかも知れないから、もしかして有効かも知れないがん医療を行う必要があるかも知れないという、「かも知れない」を重ねた仮説に基づいています。

では、年間40万人近くに達しているとされるがんによる死亡者数を、どう説明すればいいのでしょうか。実はこの数字は、がんと診断されて死亡した人の総数であり、がん細胞が原因で死亡したことが科学的に証明された人は一人もいないのです。

つまり、がん医療により死亡した人が、がんによる死亡者数として社会に公表されます。一般の人の多くは、この数字が実はがん医療による死亡者数であると判別することは不可能です。その結果として大多数の人が、がんという病気で年間40万人近くの人が亡くなっていると信じ込まされているのです。

このようにして、存在証明のない病原性のがん細胞の出現を恐れるという現象が一般社会に広まり、その結果として、がん医療を受けたいという人が続出しているのです。これにより多くのがん医療の需要があるために、巨大ながん医療利権構造が成立することになります。

腫瘍は結果に過ぎない

がんは、がん細胞という無限に増殖する細胞が存在し、これが他の臓器などに転移を繰り返して、体の機能を蝕んでいくことを問題としています。この考え方の根拠になっているのは、腫瘍病変が次第に大きくなっていくという事実と、主な腫瘍病変以外に別の場所に腫瘍病変が見つかる事実です。

しかしながら、実際の腫瘍病変部位における細胞レベルの変化は、がん細胞の考え方を説明できるようなものではないことが明らかになってきています。実際に、腫瘍病変部位から得た細胞塊から、無限増殖性の細胞が分離できるわけではありません。無限増殖どころか、細胞の複製機能が維持されているのかも定かでないような異常な細胞が多く含まれています。これでは、とても他の臓器に転移して、その場所で無限に増殖するような能力を発揮するとは考えられないのです。

現実問題として、腫瘍を形成している細胞は、基本的には寿命のある正常細胞の仲間と考えることができます。成長の過程に問題があり成長が途中で止まったような未熟な細胞なために、核は大きく細胞質も未熟な状態のものが多く、多様な形態のものが混在しているのです。

無限増殖性がなければ、転移性もないのは当然です。がん細胞のように凶暴な性格を有する細胞が存在する証拠はありません。他の臓器を食い荒らすような凶暴な細胞が存在するという証拠がない以上、がん細胞が存在するという仮説は棄却されるべきなのです。

つまり腫瘍は、本来はシート状に広がるべき細胞増殖の仕組みに異常が起こった結果に過ぎないと考えられます。腫瘍を形成する異常な形態の細胞は、病気の原因ではなく病気の結果と考えるべきなのです。

複数の腫瘍からわかること

腫瘍病変が複数見つかったことから言えるのは、腫瘍が複数できているという観察結果です。これに関しては、誰が見ても間違いのない事実です。

これに対し、1つ目にできた腫瘍から転移性のがん細胞が生じて、別の腫瘍の場所にがん細胞が移った結果2つ目の腫瘍ができたと考えることは、個人的な考えであり、仮説に過ぎません。この仮説が正しいことを科学的に証明するためには、転移性と無限増殖性を持つがん細胞の存在証明が必要です。

多くの研究者が実証実験を繰り返す中で、仮説が正しいのではないかという共通認識が次第に形成されるようになります。さらに実証実験が何人もの科学者により積み重ねられていくことによって、初めて仮説が通説や法則として人々に受け入れられるようになるのです。

しかし、がんの転移説に関しては、誰一人として仮説の理論に合う実証実験に成功していません。無限増殖性に関しても、腫瘍組織から自然に分離した単一細胞からの存在証明ができていません。また、単一細胞によるがんの発症実験も成功していません。細胞工学の手法を用いた遺伝子変異によっても、転移性の細胞ができるという実証実験はできていません。

実際に転移性という性質を細胞が持っていることを証明するのは、極めて困難です。どのよ

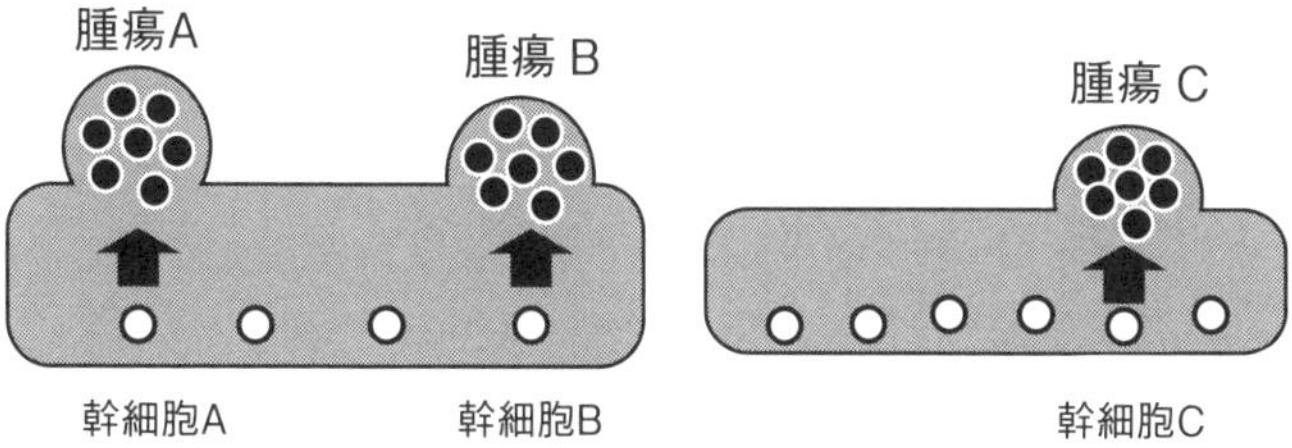

図１　複数の腫瘍形成の仕組み

無限増殖性と転移性を併せ持ったがん細胞が存在しなくても、複数の腫瘍は独立してそれぞれの幹細胞からできたと考えることが可能である。

うな方法で証明すれば良いのか、決定的なアイデアがないのです。２つの部位に似たような細胞の塊があったからといって、１つの部位からもう１つの部位に転移したといえるわけではありません。細胞の遺伝子を比べて同一の遺伝子型であったとしても、転移したとは言えません。

そうであれば、複数の腫瘍が見つかったとしても、ただ複数の腫瘍ができたと素直に考えれば良いということになります。何も無限増殖性と転移性のがん細胞が生じた結果、原発巣から転移をして２つ目の腫瘍を形成したという、複雑怪奇な説にこだわる理由はないのです。

第3章　西洋医療の根本的な問題

問題の設定から考え直さないと……

西洋医学には、問題設定が本当に正しいのかという基本的な事項が検証されていないものが沢山あります。特に、現代人の多くが関係している病気において、その傾向が顕著です。

生活習慣が問題とされているのが生活習慣病です。一般的に生活習慣病は、その問題点とされている症状が病名になっています。生活習慣の何が問題なのかは曖昧なままに、その症状を病名にすることによって病気をグループ化しています。この手口で、高血圧症、糖尿病、高脂血症などの病気が創出されたのです。

実際にその症状が病気であるという証拠もないのですが、病気の定義として検査値などのデータが使用されることにより、客観性があるような印象を持ちます。二次的な疾患の原因になり得るという説明により、一次的な病気として位置づけて薬により症状を緩和する治療が必要であるとしています。しかし、本当に二次的な疾患の原因であるという客観的な証拠があるのかは不明です。

がんは、腫瘍の細胞が変化して生じる、がん細胞が引き起こす病気であるという説明がなされています。腫瘍が一次的な病気であり、転移性のあるがん細胞ができるという話は二次的な病気の位置づけです。二次的な転移性のがん細胞は仮説であっても、死に至る恐ろしい病に発展する可能性があるという理屈により、その原因となる一次的な病気の対処が必要であるとするのががん医療です。

仮説に過ぎない病気であっても、命に関わる重大な病気に発展する可能性という口実が巧みに使われている点が、これらの生活習慣病に共通しています。

がんの症状の原因は抗がん剤

腫瘍を放っておいた結果、がん細胞ができて転移をしたという考えに立つと、複数の腫瘍が見つかった場合には、手遅れ状態とみなされます。手術で腫瘍を取り除くことができない状態とされます。複数の腫瘍が、転移性のあるがん細胞が飛び移った結果であるとすると、他にもがん細胞が飛び移っている可能性があるという理屈が付けられるのです。

そのために、抗がん剤を使った全身性の治療が必要であるという提案は、仮説に仮説を重ねたような怪しいものです。それにもかかわらず、抗がん剤が、もしかして命の危険があるかも知れない状態から、救ってくれるかも知れないという可能性を信じて、患者は非常に毒性の強い抗がん剤治療を希望するのです。

実際に抗がん剤の使用を始めると、白血球減少や脱毛、免疫力の低下による感染症など、抗がん剤による深刻な二次的疾患が発生します。がん細胞の存在は仮説に過ぎないのに対して、実際に確実に体に深刻な影響を与えうるのは、抗がん剤の方です。抗がん剤により、ほぼ全員に生命の危険があるほどの重篤な二次的疾患が発生します。

がん細胞の存在証明ができないのに対して、抗がん剤による病害性の証明は容易です。抗がん剤の承認書類には、抗がん剤の病害性が副作用として記載されています。また、これに関連する科学論文も山のように存在します。致死量も明確に算出されているほどの毒性があります。個体差による感受性のバラツキもほとんどありません。これらの事実は、抗がん剤の毒性が非常に強く、病害性が避けられないことを意味しています。

つまり、がんと診断されて、抗がん剤治療を始めた結果として発生する症状のほとんどは、抗がん剤の使用による二次的な症状です。

原因のすり替え

ところが、多くの国民は、がんという病気は恐ろしいがん細胞が転移と増殖を繰り返して、死に至るというものであるという先入観を植え付けられています。そのために、抗がん剤の恐ろしさを知っていたとしても、がん細胞という更に恐ろしい敵と闘うために、抗がん剤は必要不可欠なものであり、強い副作用はやむを得ないという考えをする人が多いのです。

加えて、がん細胞よりも抗がん剤の副作用による毒性の方が遥かに深刻なのであれば、権威のあるがん医療機関や政府が、がん医療を推進するはずがないという先入観があります。

このようにして、腫瘍の二次疾患に位置づけられているがんという病気の症状と、抗がん剤による症状がすり替えられたとしても、その事実関係に気づくのは困難です。

問題点のすり替えは、西洋医療では珍しいことではありません。官民一体となった恐ろしい病気であるというキャンペーンの背後には、問題のすり替えという目的が見え隠れしています。

医療ビジネスの手口

疾病の本当の問題点をすり替えることは、薬を売るために必須のようです。

高血圧症であれば、血圧が高いことを問題にすることによって、血圧降下剤を治療薬として売り出すことができます。本当の問題点は、血圧調節の機構の不具合や腎臓のろ過機構の不具合、あるいは循環系の機能維持のために高血圧が必要となっているという循環系の不具合などであっても、これらをひっくるめて高血圧が問題であるという論点のすり替えが行われます。

その治療薬として単なる血圧降下剤が処方されても、本質的な問題点は治るわけでもなく放置されます。その結果として、本当は治療効果もない薬剤が生涯にわたって投与し続けられるというようなことが起こります。

血圧を下げる働きをする薬があるために、血圧が高いこと自体が病気であるという高血圧症なる病名ができたようです。血圧は、循環系の機能が年齢とともに衰える性質があるために、年齢と共に上昇傾向があります。この点を利用すると、高齢者を大量に病人とすることが可能であり、血圧降下剤の大量販売ができる仕組みができます。

しかも高齢者は、病院に通う時間的なゆとりがある人が多いので、顧客として最適です。病院に通うことが生きがいの一つになっている人も少なくありません。さらに高齢者の医療費は、医療保険によりカバーされる割合が大きいので、顧客の経済的な負担も少なくて済みます。高血圧症という病名は、薬を売るために名付けられた病名の好例と言えるのではないでしょうか。

この仕組みにおいては本当の問題点は放置されるために、さらに悪化することになりかねません。血圧が高いことだけが問題であると問題の単純化が行われることによって、検査の数値目標のようなものが患者だけでなく医師の側にも作られます。

本当の問題は何かを考えない医療が機械的に進行するということが、日常的な医療現場の光景になっているのです。治療のために存在すると考えられている医療機関は、治療効果のない薬を投与し続けるという製薬会社のセールスの場になっているにもかかわらず、これに気づく人が少ないのは、巧妙な問題点のすり替えによる効果です。

薬が先か、病気が先か

西洋医療は、巨大なビジネスに組み込まれています。国民医療費は年間30兆円を超えています。この中に本当で必要な医療費は、一体どのくらいなのでしょうか。

ビジネスには、マーケティングが不可欠です。病気と薬がセットになっているのが西洋医療の特色であるため、医療においては薬が不可欠なものであるという思い込みが、一般国民の間に形成されています。病気になったら薬を飲むという、無条件反射の回路が脳の中に形成されているようです。

しかしながら、医療と薬がセットである必要性は必ずしもありません。薬は、本来人間にとって毒性があるので、病人に投与することは病気を悪化させることに繋がりかねません。そのために特別な場合を別にして、薬を使わない医療の方が効果を期待できるはずです。

薬を飲むことが医療であるという思い込みができ上がっている背景には、製薬会社と医療機関のマーケティング戦略があります。一般に商品のマーケティングにおいて、ネーミングが重要になります。医療ビジネスにおいては、病名というネーミングは薬のマーケティングに重要な役割を果たします。

高血圧症や高脂血症というような病名は、血圧や血中脂質濃度を下げる働きのある薬剤のマーケティングのための病名という性格を持っています。実際に何が病気であるのかという定義は、臨床系学会の影響を受けています。薬剤を売るためのマーケティングにおいては、病気の定義が極めて重要な意味を持っています。

通常の感覚では、実際に病人がいるから、病人を治療するための薬が開発されるという順序を考えます。しかし実際には、薬のマーケティングのための病名という性格を有するものが存在します。また、同じ目的で病気の定義も変えられる利権構造が、巨大なビジネス市場を支えているのです。

生活習慣病という用語の問題

それまでは成人病という言葉を用いていたものを生活習慣病と改めたのは、1990年代です。生活習慣が発症と深く関わっているという意味が込められているようです。

しかしながら、どのような生活習慣が原因となって、どのような病気に繋がるのかということについては、色々なことが言われています。

生活習慣病という言葉から、特定の生活習慣が問題であるというように、一般国民に認識されています。しかし、本当に国民の生活習慣が問題なのでしょうか。本当の病気の原因が解明されない限り、生活習慣が問題であるかどうかもわからないはずですが、最初から病気の原因が生活習慣であることが既定路線のように、病気の総称が決められているのではないでしょうか。

病気の原因は国民の生活習慣であるというように、責任の所在が最初から国民の側にあると決められているのは一体なぜでしょうか。原因がはっきりしない段階において、生活習慣が問題であるという前提を置いてしまうと、生活習慣以外に原因が存在することを自動的に除外してしまうことになってしまいます。これでは、本当の原因解明が遅れてしまいます。

科学的に原因を特定するためには実証実験が必要ですが、一般的に、原因の解明するための実証実験には大変な時間と手間を要します。それゆえ、先に結論ありきで物事が進んでいるようです。

そもそも生活習慣病には、本当に病気であるのかが疑わしいものも存在します。健康な生活をしている人が、健康診断において精密検査を受けるように指示されるような場合です。このような場合、病気ではないにもかかわらず、精密検査により病人になってしまう可能性がありまます。そして、薬による治療が始まることにより、本当の病人になってしまうのです。一見すると健康に見えるのに、病人だらけの社会になっているのです。

権威主義は、多くの人を信じさせる効力を持っています。マスコミにおける報道や行政の後押しなども、権威主義の裏付けとして有効に機能します。しかし、どんなに権威のある組織であっても、正しい情報を出しているとは限りません。出されている情報にトリックが隠されていることがあります。

正しい情報を得て、これを正しく活用するには、情報トリックを読み解くことが求められています。がん社会を生き抜くためには、権威に騙されないような思考力を身に着けておくことが必要です。

病気の原因探しは不毛である

がんの原因とされているものとして、肺がんの原因としてのタバコ、胃がんの原因としての食塩、食道がんの原因としてのワラビ、子宮頸がんの原因としてのパピローマウイルス感染などが、その典型です。

ところが、このように定説となっているがんの原因についても、科学的な実証実験が行われることはほとんどありません。疫学的な相関関係から類推したデータを、その根拠に使っている場合がほとんどです。それらの疫学データがどの程度の信頼性があるのかも不明な場合が多く、病気の原因が解明されているとはとても言い難いのです。

がんの原因探しは、がん細胞の存在を前提としています。がんの原因探しを始めることにより、がん細胞が存在することを自明であるとして、認めていることになります。実際に、がんの原因を探す行為の前提条件であるがん細胞の存在を疑う人はほとんどいません。となると、がんの原因を探す行為自体が、がん医療の本当の問題を考える必要性から目をそらす役割を果たしかねないのです。

世界保健機関（WHO）も、「癌による死亡の約3分の1は、タバコの使用、高いボディマス指数、アルコール消費量、果物と野菜の摂取量の低下、および身体活動の欠如によるもの」「ヒトパピローマウイルス（HPV）や肝炎などの癌を引き起こす感染症は、低中所得国の癌症例の約30％を占めています」とがんの原因について記載していますが、がん細胞の存在証明については、一切触れていません（3）。

前提条件が成立しない状態でのがんの原因探しが不毛な結果に終わることは明らかです。

検査医療の問題

西洋医療が発達した現代社会においては、病気は医師の診断によって判明するものであるということが半ば常識化しています。病気であるかどうかは自分で判断するのではなく、病院に行って検査を受けることによって判明するという考え方が一般的になったのです。このような国民の意識形成には、健康診断の制度が重要な役割を果たしました。

かつては、病気であるかどうかは本人が診断していました。病院に行って診断してもらった結果、初めて病気が判明したということはあり得なかったのです。少なくとも、何らかの日常生活に支障をきたすような症状がなければ、医師の診断を受けるということも無かったのです。

当初は結核などの感染症対策として、集団検診という手段が導入されました。結核の公衆衛生対策として導入された検診制度は、やがてがん検診に姿を変えていきます。職場検診に関する法律整備が行われたこともあり、多くの生活習慣病について早期診断・早期治療の必要性が声高に叫ばれるようになりました。

このように検査医療が発達することで、検査の結果により医師が病人であると診断するようになりました。日常生活に支障をきたす症状がないのに、病人であると診断される人が激増したのです。病気が検査によって作られる時代です。病人は医療制度の中で作られるという仕組みができたのです。

この仕組みにより病人であると診断された多くの人は、医師の診断で病気が早期に判明して良かったと考える傾向があります。その上、医療と保険制度の発達により、その恩恵を受けられたと感謝している人も少なくありません。

検査は病気の現状を客観化する一つの手段ですが、病原体検査以外で、病気の原因が判明することはほとんどありません。検査医療の発達は、結果として病気を自分で判断して、自分で対処するという判断力を失わせることにつながったのです。

がんの宣告

がんは検査医療の問題点を象徴する病気です。がんの診断は基本的に検査によって行われます。がんの確定診断に使われている細胞診は検査に類するものですが、がん医療の体制の中で中心的な役割を果たしています。細胞診は細胞診断師が行い、この診断結果を全面的に信用する形で、医師が確定診断をすることが一般的です。

細胞診断師は、細胞診のための診断マニュアルに忠実に診断を下すことが求められています。がん医療の問題点を考えるゆとりはありません。

医師は、細胞診の結果は正しいものであるという前提において、確定診断を行います。この細胞診のためのマニュアルは、がん医療の権威によって作られたものです。がん医療の権威が認めたがん細胞の見本を使っています。しかしながら、がん細胞が証明されているわけではないので、細胞診はがん医療の権威の主観的な考えを反映したものにすぎません。

細胞診は検査ではなく細胞の診断です。診断に科学的根拠は必ずしも必要ないので、主観的判断でも問題ありません。しかし患者の方は、様々な検査を受けた上で医師が総合的な判断を下す「がんの宣告」に対し、神の言葉のように「絶対に間違いのないもの」という受け止め方をするはずです。

西洋医学において極度に技術的な発達を成し遂げた複雑な検査の中身については、患者が知る由もないことがほとんどです。そのために、これらを総合して判断できる医師に対して絶対的な信頼を置くことになります。「がんの宣告」は、主観的判断の結果に過ぎないことを理解している患者は多くはありません。「がんの宣告」という言葉自体が、神の言葉のように間違いがないことだと誤解を招く表現です。検査に依存しすぎた西洋医療の問題点を表しています。

病名がついて安心する医療

本来病気であることの判定は、自分で行うものです。日常生活をおくることが困難な状況になれば、病気は自覚できるはずです。処置も基本は自分で行います。症状がなくなり、日常生活に戻ることができれば病気が治ったということで、一件落着となります。病名が付けられることは必ずしも必要ではありません。また、病気を治すための薬も必須ではありません。患者にとって、元の状態になって日常生活をおくることができれば、それ以上は何の必要性もないはずです。

現在の西洋医療においては、必ず病名がつけられます。病名がつくことによって、初めて患者になります。病名が付くことによって、病気の原因が判ったとして安心するのです。そして、薬による治療が始まります。それによって、病気から逃れることができるかも知れないという期待を抱くのです。

しかし、実際には病名が正しい保証はありません。病気の原因も正しいとは限りません。また、薬によって病気から逃れることができるかもわかりません。病名がつくことによって、病気でないのに病人になる可能性もあります。治療のための薬が、病気の原因になることもあるのです。

病名がつくことにより、本当の問題が覆い隠される可能性があることに気づく必要がありそうです。

医療利権が仮説を覆い隠す

仮説の疾病にもかかわらず、この事実が覆い隠されるための仕掛けが医療行為の中に隠されています。仮説であっても、これが医療行為として認められると巨大な利権が発生します。医療行為として認められることによって、仮説の疾病をもとにした検査法が作られます。そして、この仮説の検査法に基づいて医師が診断を行うことにより、患者が発生します。

医師の診断に科学的根拠は必要ないことはすでに述べましたが、患者の方も、科学的根拠よりも、なんとか治療をしてほしいということで医療機関を利用しているわけです。科学的根拠よりも治療を優先して考えるということが、医師と患者に共通しているのです。

患者に対する治療法も、その疾患の本当の原因や治療効果に対する科学的根拠は必ずしも求められません。何からの効果に対するデータが一定の基準を満たすことによって、治療薬として認められることもあります。

これらの医療行為によって死亡者が出たとしても、社会統計上のルールとして「医療行為が原因」というカテゴリーが存在しなければ、医療行為による死亡でなく、主要な疾患を原因とする死亡として統計上組み込まれることになります。そもそも医療行為を担当した医師が、自分の行った医療行為が患者の死因であると死亡診断書に書くわけがありません。

このようにして、仮説の疾病であっても、多数の患者や死者が出るという状態が作られます。この背後には、政治的意図のもとに巨大な医療利権が形成され、それが真相の解明を妨げる要因になっているという問題があります。

そして、何よりも重要なことは、社会統計上のルールによって、仮説の疾病のカテゴリーに入っている本当の死因については、封印されてしまう仕組みが存在していることです。医療利権という巨大な利権構造が社会統計のトリックを支えているのです。

死亡者の死因を知ることができるのは、社会統計のお陰であると信じられています。しかし実際には、死因に関する社会統計にはトリックが隠されています。実際の死因とは程遠いデータが出てくるという仕組みです。本当の死因を知ることは事実上困難なはずですが、社会統計のデータを安易に信じてしまうのです。

このようにして、巨大な医療利権構造が政治的な背景をもとにして作られることにより、国民は西洋医療の本当の問題点を知る機会を奪われているのです。

がん医療には、あるのかないのか判らないことに対して毎年多大な予算を注ぎ込む仕組みが、巧妙に組み込まれています。そして、年間40万人近くの死亡者を出しており、さらに将来は死亡者が増える予測まであります。がん医療は、国民の命を犠牲にしてお金をつぎ込むためにあるような状態です。

このような問題に関して疑問の声を上げにくいのは、がん医療にはお金がつきものであり、予算を減らすことは命に関わる問題であるという潜在意識が行き渡っていることに原因がありそうです。

早期診断・早期治療ががん社会を作り出す

医学の進歩によりがんは治る時代になったということが広められ、テレビなどを使って、早期診断・早期治療の必要性に関するキャンペーンに使われることがあります。その一方で、手遅れという言葉も、がん医療ではしばしば使われます。有名人が、末期がんやステージ4の段階でがんが見つかったというような事実報道からも、早期診断・早期治療の必要性を視聴者に訴えかけてきます。

ただし、テレビにおいてがん医療の本当の問題点が語られることはほとんどありません。早期診断・早期治療は良いものであり議論の余地がないという雰囲気に溢れています。また、早期診断に繋がるがん検診を受けることによって命が救われることにも議論の余地はないのが、世間の常識のようになっています。

しかしながら、がん細胞を攻撃するための医療であるがん医療が、体にとって有害なものであることは間違いありません。がん医療が有用なのは、本当にがん細胞に有効性があることが証明されたものだけです。がん医療自体は体にとって有害であるとしても、それを上回る利益がある場合においてのみ、がん医療が有用であると言えるからです。がん細胞が証明できなければ、がん医療の有効性も証明が不可能です。

実際には、がん細胞の存在は証明されたことがないにもかかわらず、がんと診断されるがん患者は毎年100万人も発生しています。放っておくとやがてはがんになるという俗説が、早期診断・早期治療のがん医療に巧みに取り入れられています。がんではない腫瘍を見つけて切除すると、初期段階のがんを治療したとして、がん医療の成果に組み入れられるのです。

がんは治る病気になったという話は、もともとがんでもない良性腫瘍を、がんの初期段階であると勝手に定義したにすぎません。良性腫瘍とがんとは明確に区別する必要があります。もともとがんではない良性腫瘍を切除して、がんの治療をしたというのは、詐欺と言われても仕方がない状態です。

早期診断・早期治療という考え方は一見すると正しいように見えるのですが、誇大広告の温床になりかねないという問題を抱えています。

医原病とがん医療

実際にがん細胞が証明できない状態において、がん細胞を攻撃することを目的とした抗がん剤投与は、過剰医療の温床になることは明らかです。

抗がん剤投与により、好中球や血小板が減少し、感染症の罹患や出血が止まらないということが起こりやすくなります。また、生体防御の最前線である粘膜も、粘膜上皮細胞のシートが破壊されることにより、傷ついた状態で放置されることが起こります。

これらの結果として、肺炎が発生しやすくなります。また、出血傾向が続くことにより貧血状態となり、これを改善する目的での輸血が行われます。輸血された血液の細胞を異物として認識することから、免疫力の低下が起こります。最近の輸血血液は、白血球ができる限り取り除かれていますが、免疫系に負担を強いることは避けようがありません。

以前は、輸血中に含まれる白血球が宿主の免疫系を攻撃するGVH反応が起こっていたため、輸血による医療が、輸血された人に対して大きな病害を及ぼすことが珍しくありませんでした。最近の輸血では改善されてきていますが、輸血による免疫力の低下は抗がん剤による薬害とともに、がん医療という医原病の主な要因となっています。

抗がん剤は、細胞分裂する細胞に対して、正常なＤＮＡ合成を阻害することによって細胞を殺すという効果を期待したものです。抗がん剤による細胞内のＤＮＡ合成阻害のためには、細胞内に浸透する必要があります。

抗がん剤は、細胞の中に送り込む毒性の強い薬剤なので、その仕組自体が危険性の高いものです。また、がん細胞だけを標的にしたものではありません。分裂する細胞に対して毒性を発揮するもので、がん細胞か正常細胞かは関係ありません。よって、正常細胞にも同じように抗がん剤が侵入する可能性が高いので、その影響が広範囲に出るのです。

抗がん剤は、細胞の分裂速度が、がん細胞においては正常細胞よりも上回っているという仮説のもとに開発されたものです。もしこの仮説が正しくなければ、抗がん剤は意味がないということになります。もし、がん細胞の分裂速度が正常細胞と同じ程度であれば、がん細胞と正常細胞が同じ適度に抗がん剤によって殺されてしまいます。そのようなことが起これば、命に関わる事態になります。

がん細胞の分裂速度が正常細胞よりも遅い場合には、抗がん剤ががん細胞を殺す効果よりも、正常細胞が抗がん剤によって殺される効果のほうが高くなってしまいます。

恐怖による支配

長年に渡ってがんは恐ろしい病気であるというイメージが人々の頭の中に植え付けられてきました。映画、コミック、テレビドラマなどで、余命宣告のシーンはがんという病気の恐ろしさを象徴する定番として取り入れられてきたのです。

がん検診による早期診断・早期治療のキャンペーンが、行政とマスコミがタッグを組んで展開されてきました。がん医療に携わる医療機関は、その権威を行政・マスコミによる強力なサポート体制のもとに保ちながら、がん医療の正当性を社会に浸透させることに成功したのです。

このような社会の仕組みを作るために、がん医療やがん研究には莫大な予算が投じられてきました。大変恐ろしい病気のために、莫大な予算が使われるのは仕方がないという印象があり、これに反対するような動きは一切見られません。むしろ、予算をもっと使って対策をするべきであるという意見の方が目立ちます。

しかし事実として、莫大な予算を使っているにもかかわらず、これらの予算ががん患者を減らすことに貢献した証拠はありません。むしろがん患者は年々増加の一途を辿っています。がんによる死亡者も増加する一方です。

お金を使うこととがん患者を減らすことの間に、相関関係はありません。また、医学の進歩とがん患者を減らすことの関係も同様です。それにもかかわらず、がん対策の予算を増やすことは正しいことであるという主張に、反対する議員は見当たりません。

その理由は、病人を減らすためにはお金が必要であるという思い込みが一般社会の常識になっているからです。医療費を減らせば、病人と死亡者が増えるという印象操作が行われています。

さらに、病気の克服には高額で複雑な検査機器や治療法が必要であるという間違ったイメージ作りが、マスコミにより行われています。これによって医学の進歩こそが、がんの増加を止める唯一の手段であるという考えを持つ国民が増える仕組みです。つまり、投じる予算が足りないことが、病気が増える原因であると思い込まされているのです。

医療費の増加は、医療利権の構造を拡大する結果となり、さらに患者が増えるような仕組みが作られるという悪循環に陥る危険性があります。

がんは俗称である

がん医療における言葉遣いは、慎重である必要があります。がんという病名はよく知られていますが、果たして実体のあるものかという問題が曖昧にされています。

最近ではがんという病名をあまり使わなくなりました。悪性新生物という言い方で、腫瘍の中で悪性のものを言い表すことが多いようです。それでは、悪性腫瘍と悪性新生物の違いは何かということも、はっきりとしません。これまでは、腫瘍の中で転移性を持つものを悪性腫瘍、転移性のない腫瘍を良性腫瘍と分類し、悪性腫瘍をがんと呼んでいました。

腫瘍は、形態的に観察されるものであり、実在することは明らかです。これに対して、がんが本当に実在するのかについては、実証実験すらできない状態です。いわば架空の存在です。

腫瘍マーカーによってがんの簡易診断が行われることがありますが、がんマーカーではありません。腫瘍マーカーはあくまで腫瘍の印でしかありません。がんの目安にするのであれば、本物のガン細胞を用いて作ったがんマーカーを指標にすれば良いはずです。腫瘍マーカーにより、なぜがんの簡易診断ができるのかについては説明されていません。

つまり、腫瘍とがんの区別が曖昧にされているのです。がんという病名は存在しますが、がん細胞の証明ができないために、定義が明らかにできない状態です。そうなると、がんは正式な病名ではなく俗称という位置づけになるはずです。

「念のために」は正しいのか

がんと言われている悪性の腫瘍病変が複数の場所で見つかった場合に、それらの複数の腫瘍は、原発の腫瘍から転移したものと断定することは不適切です。転移という考え方とは別に、それぞれが独立に発生した腫瘍である可能性もあります。

現在のがん医療においては、このような複数の腫瘍病変があった場合に、転移の結果複数の腫瘍ができたと判断しています。そして、転移性のあるがん細胞が転移を起こしたら大変だという理由で、抗がん剤が使用されます。「念のために」「用心するのに越したことはない」という理由は、一見もっとものように感じます。

点検を怠った結果により、取り返しのつかない事故を招いてしまったというような話が、マスコミにより伝えられることがあります。このような話を繰り返し聞かされると、「念のために」という理由は、良いことであるという印象をもってしまいます。一般的に、「念のために」点検を行うのは、事故を減らすために必要なことかもしれません。

ところが、がん医療において「念のために」という理由で行われる抗がん剤治療は、場合によっては命に関わるほどの劇薬が使われます。この「念のために」という言葉は、万一見逃してしまうと取り返しの付かないことになるという恐怖心を、患者側に与えているのです。患者にとって、医師の「念のために」というアドバイスを断るのは、相当に勇気の要る行為です。

目に見えないがん細胞が、いつかどこかの臓器で増殖を始めたら、自分の気づかないうちに体を蝕んで取り返しがつかなくなってしまうかも知れないという恐怖心が、脳裏をよぎります。そして、「せっかくの医師のアドバイスを断ってしまったら、二度と診てもらえない」という憶測も、断りにくい状況を後押しします。

「念のために」は過剰医療の温床

がん医療において行われている「念のために」という口実の抗がん剤投与は、がん細胞は、抗がん剤よりも恐ろしいということを前提としています。

実際には「がん細胞」と「抗がん剤」投与のどちらを恐れるのが合理的なのかを、比較する必要があります。しかしながら、医師による「念のために」という提示は、「抗がん剤」よりも「がん細胞」の方が恐ろしいことが自明であるという意味が込められています。

それどころか、抗がん剤は命を救ってくれる良いものであるという前提条件が、「念のために」という慎重な言葉の裏に隠されています。しかしながら、本当に医師が抗がん剤治療を行うことが患者の体にとって良いものであると考えているのかは疑問です。

実際には、医療の提供側の判断に間違いはないという権威者の視点からの判断です。医療の提供は常に良いものを提供しているはずなので、患者はそれをありがたく受け取るべきであるという考え方です。権威主義的な態度で医療を行うことは、西洋医療の基本的な思想です。一神教的な考え方と共通性があるようです。

実際のところは、本当のことを考え出すときりがないという諦めの心境に達している医師もいるかも知れません。あるいは、病院の経営方針にやむなく従っている医師も多いはずです。

患者の方は、「念のために」という医師の提案を受け入れるか、それとも拒否するしか選択肢はありません。もし、医師の提案を拒否すれば、がん治療の機会を放棄することになってしまいます。がんを放置すれば必然的に死が待っているというような想像が、ふと脳裏をよぎります。その場の判断として、このような不吉な想像は避けたいというのは当然です。そのために、医師の「念のために」という提案を受け入れる人が大多数になってしまうのです。

今までやってきた方法だからという理由

これまでがんの確定診断として、細胞診は広く使われてきました。この判定結果に基づいて、がんの罹患者数とがんによる死亡者数の統計データが作られてきたわけです。

もし、細胞診という方法が、がんの確定診断として適切でないことが明らかになれば、いままでのがん患者とは一体なんだったのかという疑問が出てきます。がんによって死亡したとされる患者の数は年間40万人近くに達しているわけですから、そう簡単に死亡の原因を変えるわけにもいきません。

様々な病気によって年間何人の人が亡くなっているという社会統計のデータは、どのような病気が死因となっているのかという間違った知識を植え付けて、本当の死因を書き替えるという役割を担っているわけです。

実際に、どのようなことが原因で亡くなったのかという事実を知ることは容易ではありません。そのような事情から、医師の死亡診断書に記載された3つの死因から、一定の規則に従って統計データを作成するという手法は、全く意味のないことでもないような印象があります。

しかしながら、この統計データの解釈は、その統計手法のトリックを知っている人と一般の人との間で、大きく変わってきます。わかりやすいデータは、本当の姿を見えにくくする役割も併せ持っているのです。

今までやってきたことが間違っていたとしても、簡単に方向性を変えるのには困難が伴います。本当に正しいことは誰にもわかりません。ほぼ間違いであるというような状況証拠が出てきたとしても、1%の確率で正しいかも知れません。どのような観点から間違いであると言えるのかに関しても、多様な見方があるという反論が出てきます。これまでやってきた方法は、よほどのことがない限り間違いであると断定することができないのです。

完全に間違いであることが証明されない限り路線変更は難しいという意思決定の仕組みが、医療の世界には存在しています。

客観的なデータの欠如

「念のために」という医師の言葉には、「がん細胞」が「抗がん剤」よりも恐ろしいのは当然であり、がん細胞の恐ろしさから逃れることが期待できる抗がん剤の毒性は、止む得ないものであるという前提条件が存在しています。

しかしながら、このような前提条件について、医師から患者に詳しく説明されることは期待できません。「がん細胞」が「抗がん剤」よりも恐ろしいのは当然であるというのが、社会通念として一般社会に認められているからです。実際に、抗がん剤を使った医療を受け入れる人が大多数であるという事実が、このような社会通念が広まっていることを裏付けています。

本当は、「がん細胞」と「抗がん剤を使った医療」とを比べた場合に、どちらの危険性が高いのかという比較が必要です。しかし、この両者は異なった属性であり、直接の比較ができません。

同じ属性で比較するのであれば、抗がん剤を使った場合と、抗がん剤を使わない場合の経過を比較することが必要です。しかしながら、抗がん剤を使わない場合については、医療機関にはデータが存在しません。そのため、このようなデータを患者が医師に要求しても出てくるはずはないのです。

しかしながら、このような状態を続けていると、いつまでたっても客観的なデータが出てこないということになります。このような問題点について、国民の方から疑問の声を上げる必要があるのです。

第４章　抗がん剤とは何か

抗がん剤の有効性とは

抗がん剤が有効であるという客観的なデータは、薬事承認の段階で存在しているはずです。有効性を示すデータが存在することが、薬事承認の条件になるからです。

ここで問題となるのが、有効性の定義です。通常の薬であれば、症状の改善です。正しいかどうかは別として、症状を病気と定義しているものについては、症状を軽減できることが、病気に対する有効性ということになります。

抗がん剤の有効性は、がんと診断された人の症状を軽減できるという有効性でも、寿命を延ばせるという有効性でもありません。抗がん剤の承認において確認されているのは、腫瘍の大きさを一時的に退縮させる効果です。したがって、抗がん剤の正式な名称は〝抗腫瘍薬〟です。腫瘍の断面積の50％縮小が一時的に認められた場合が有効とみなされるのですが、直径では30％の縮小効果です。

抗がん剤治療では、重篤な副作用が避けられないので、腫瘍の縮小は一時的なものに終わる場合が多くなります。腫瘍に対する効果があったとしても、患者にとって利益があるのかは別問題です。患者にとって腫瘍が実際に問題を引き起こしている場合を別にして、その腫瘍が将来患者に不利益をもたらすのかについては、誰にもわからないからです。

抗がん剤は抗がん薬ではない

細胞診が細胞の検査ではないことは、言葉遣いからも明らかです。これと同じ現象が、抗がん剤という言葉にも見られます。抗がん剤は「抗がん薬」ではないために、がん に効く薬とは言えないのです。「抗がん薬」と言わないことから、がんに効く薬効があることが認められて国から承認されたものではない、ということがわかります。

実際にがん患者に抗がん剤として処方される薬は、抗腫瘍薬です。抗腫瘍薬としての有効性が確認され国から承認されたものです。腫瘍の大きさを一時的に縮小させることを腫瘍に対する有効性として、薬としての承認を受けたものに過ぎません。したがって、がんに対する有効性のデータは、最初から存在していないのです。

もし、がん細胞に対する有効性があるとして国から承認されると、抗がん薬という名称になるはずです。また、薬の添付文書にも抗がん薬として記載されるはずです。

一般の人が、抗がん剤は本当にがんに有効性があるのかについて、疑問を呈することがあります。もし、がんに有効性があるのならば、薬の承認において有効性のデータが提出されているはずです。がんに対する有効性のデータが出せないので、仕方なく腫瘍に対する効果を調べているのです。

抗がん剤のがんに対する有効性を最初から期待できないことは明らかです。

抗がん薬が作れない理由

抗がん剤というのは、抗腫瘍薬をがん治療に使っているために名付けられた一般名であり、俗称のような位置づけです。正式な薬としての有効性と適応症の関係が一致していません。腫瘍に対する縮小効果が確認されているのに対して、転移性のあるがん細胞に対する有効性は確認されていません。ところが実際には、転移性のがん細胞に対する有効性を期待して抗腫瘍薬を投与しているのです。

そもそも、有効性を確認するには本物を用意する必要があります。がん細胞に対する有効性を確認したければ、本物のがん細胞を用意する必要があります。また、がん細胞の存在が確認された患者を使って臨床試験を行わないと、がん患者に対する有効性を確認することは不可能です。現実には、がんと診断される患者は年間100万人近くに達するにもかかわらず、治験用のがん細胞を得ることができていません。がん細胞の存在証明すらできない状態なので当然です。

がん細胞を用意するどころか、がん細胞の同定方法も確立されていません。がん細胞の証明ができない状態では、がん細胞の同定方法を作成することができないのは自明です。したがって、がんと診断された患者の中で、本物のがん細胞を保有している人がいることを証明するのも不可能です。実質的に本物のがん細胞を保有している患者を確認する方法もないのです。

もし、がん細胞が体中に広がって、各組織の機能を破壊しているのであれば、体中からがん細胞が見つかるはずです。がん細胞が恐ろしい病原性を有しているのであれば、その恐ろしい細胞を取り出してその正体を分析すれば、多くの情報が得られるはずです。

しかし、実際にはがん患者は年間100万人に達した現在においても、その病気の原因とされるがん細胞が存在するという科学的な証拠は何も見つかっていないのです。このような状態において、がん細胞に有効性がある薬が作れるはずもありません。

抗がん剤は誇大広告だ

がん細胞の存在についての科学的な証明ができていない一方で、恐ろしい薬としての抗がん剤は、その毒性についての科学的な証明が容易にできます。

実際に、薬として認可を受けるための毒性試験を行っています。使い方によっては死に至るような毒性があったとしても、薬として有用であれば承認されます。本当は、がん細胞に対する効果を検証する必要があるのですが、本物のがん細胞が用意できないので、がん細胞に対する効果は不明であり、これに関するデータは一切存在しません。

存在証明のないものを恐れるあまりに恐ろしい抗がん剤を投与する医療は、科学的と言えるでしょうか。

現在の抗がん剤は、腫瘍の大きさを一時的に縮小させる効果が確認されているだけの、抗腫瘍薬です。実際に抗腫瘍薬として厚生労働省から認可されています。「抗がん薬」として認可されたものではありません。

抗がん剤という名称は、がん細胞に対して効果があることを印象づけるものであり、薬機法により禁じられている誇大広告に該当する可能性があります。抗がん剤だけでなくがん医療という言葉も、実体の証明されていないがんに対して効果があるという印象を与えます。正確には、がん医療でなく腫瘍医療という言葉を使うべきです。

抗がん剤の理論は正しいのか

腫瘍の大きさを一時的に退縮させることが、抗がん剤の有効性の基準に使われています。しかし、腫瘍細胞は腫瘍を形成している細胞であり、恐ろしい病原性細胞とは言えません。従って、腫瘍細胞を退縮させることが抗がん剤の効果であるとするのは、理屈の上でおかしいわけです。がん細胞は、転移性のある病原性細胞であって、腫瘍細胞との関係性は何も証明されていません。がん細胞という病原性細胞が、腫瘍細胞から形質転換により出現する可能性があるという仮説に過ぎないのです。

がん細胞という転移性のある病原性細胞は、未だに架空の存在です。架空の病原性細胞に対する効果を調べることは不可能です。また、架空の病原性細胞を標的として、これが出現する前に、未然に処理をする必要があるという理屈にも無理があります。

腫瘍細胞は、転移性のある病原性細胞に転換する可能性を潜在的に持っている危険な細胞であるというレッテルを貼られています。このようなレッテルがなければ、抗がん剤を使って腫瘍細胞を攻撃する必要性が説明できません。また、抗がん剤が有効であることの根拠において、腫瘍の大きさを縮退させたことを基準に置くわけにはいかなくなります。

このようなレッテル貼りが一般的に周知されることにより、根拠のないレッテル貼りが正当化されています。抗がん剤治療の認可においても、根拠のないレッテル貼りが、有効性の根拠に利用されているのです。たとえ根拠のないレッテル貼りであっても、多くの人がこれを信じることによって、その行為が正当化されているのです。

したがって、抗がん剤治療の理論は、科学的な知見に基づくものではなく、実際には存在証明もないがん細胞を攻撃するために、腫瘍に対する縮小効果という有効性が承認されている劇薬を使うという奇妙な状態にあることになります。

遺伝子の傷から始まる？

がんの発生における第一段階の遺伝子の傷は、細胞が無限増殖する形質を獲得してどんどん大きくなる腫瘍を形成することにつながるのに対し、第二段階の遺伝子の傷は、腫瘍細胞が転移性という形質を新たに獲得して、恐ろしい病原性細胞に転換するという考えが一般的です。

しかしながら、遺伝子の傷がこれらの細胞の新たな形質の獲得において役立っていると直接的に証明されたことはありません。また、無限に増える細胞への形質転換が、単一の遺伝子変異で起こる事実が実証実験により証明されたこともありません。したがって、このような形質転換を果たした細胞が腫瘍を形成することが科学的に証明されているわけではないのです。

そもそも、細胞の遺伝子に傷がつくことにより、腫瘍細胞になるという因果関係の証明ができていません。腫瘍細胞において遺伝子に傷が見られることが多いという事実があったとしても、この遺伝子の傷が、腫瘍形成の原因であるという証明にはならないのです。遺伝子の傷が、腫瘍細胞になる原因であるのか、それとも腫瘍細胞になる過程において結果として発生した遺伝子の傷であるのかという区別がつかないからです。

細胞1個1個の遺伝子を調べることは不可能です。そのために、例えば腫瘍細胞100万個というような細胞の集合体の遺伝子を調べることになります。このような条件においては、遺伝子の傷とがん細胞に変わる条件との関係は、何も分からないのです。

細胞の遺伝子が発がん物質により変化して、これが恐ろしいがん細胞になるというイメージが作られています。遺伝子が変異を起こすことによって、自分の細胞でありながら自分を攻撃するというがん細胞のイメージが作られました。腫瘍を形成する腫瘍細胞が正常な細胞と異なった形態を持っていることは、よく知られています。しかしながら、正常細胞と異なった形態を有していることが、遺伝子の変異を証明するものではありません。

遺伝子の変異はなくても、細胞が異なった形質を表現して様々な臓器や組織を作っています。このような形質の多様性は、ゲノム遺伝子は同じでも、発現する遺伝子の種類を変えることによって行われています。通常は、遺伝子に傷が付いた結果として細胞が正常な働きができない状態になれば、この異常な細胞は免疫機構の働きにより除去されてしまいます。遺伝子の変異を過度に恐れる必要はないのです。

もちろん、遺伝子変異を起こすようなことは避けるほうが良いのですが、遺伝子変異が発がんという仕組みに直接つながるという証拠はありません。あまり、遺伝子変異に気を取られ過ぎると、本当のことが見えなくなってしまう危険性があるのです。

抗がん剤治療は免疫系の破壊装置

本物のがん細胞の存在証明ができない現状においては、もしかしてがん細胞が存在するかもしれないという仮説に基づいた三大療法によるがん治療は、どのような意味があるのかを考える必要があります。

がんの三大療法の中でも抗がん剤治療は、全身の細胞に対して極めて強い侵襲性のある化学療法です。勝手にどんどん増えるというがん細胞がもし存在するのであれば、このどんどん増えるという性質を使って細胞の増殖を止めることが、がん細胞による他の臓器侵襲を防ぐために有効なはず、という理論です。細胞増殖の際、ゲノム遺伝子の複製が起こりますが、このときに遺伝子合成の邪魔をするような偽物の核酸を用いたのが、抗がん剤です。偽物の核酸を取り込んだ細胞は死んでしまいます。そのために、がん細胞を死滅させるという効果を狙っているわけです。

しかし、抗がん剤の毒性は、特定の細胞だけに効果を出すというわけにはいきません。細胞が増える仕組みは正常細胞でも同じです。正常細胞は、非常に分裂の盛んな細胞と、ほとんど増殖しない細胞に分類できます。正常細胞でも、分裂の盛んな細胞に対しては、抗がん剤は死滅させる効果があります。

正常細胞の中で分裂が盛んなのは、免疫系の中でも細菌感染などに対して重要な役割を果たす好中球を作る元になる細胞です。好中球は非常に寿命が短い細胞なので、常に新しい細胞を作り出して、古い細胞と置き換える必要があります。

抗がん剤は、この好中球を作り出す元となる細胞を攻撃します。これによって好中球を作ることができなくなります。好中球の寿命は短いので、抗がん剤の採用により好中球が全く作られなくなると、細菌感染に対応する免疫系が空の状態になってしまいます。

また、粘膜系の免疫に重要な粘液を作る細胞や、粘膜シートを構成する上皮細胞を作る元になる細胞も、抗がん剤により攻撃を受けてしまいます。これにより、粘膜系の免疫系が大きくダメージを受けることになります。また、食物の消化吸収にも大きな影響が出ます。

さらに血液凝固に関係する血しょう板の産生にも、抗がん剤はダメージを与えます。止血系が働きにくくなるための出血によるダメージも起こり得ます。

毛根細胞も、抗がん剤の作用を受けやすい細胞です。毛根細胞がダメージを受けることにより脱毛が起こるのは、抗がん剤の副作用としてよく知られています。脱毛が起こるような条件においては、免疫系の方も大きなダメージを受けているわけです。

このようにして、抗がん剤の作用は、生命の基本的な機能損傷に及びます。

では、抗がん剤の使用を中止すれば免疫系はすぐに元に戻るのかといえば、そう簡単ではありません。免疫系が元に戻るまでの間に様々な問題が引き起こされる可能性があります。

このような事実から、がんは、細胞が原因となって重篤な症状を出しているのではなく、不適切な医療行為が原因となって重篤な病気を発生させる医原病という性格が強いと言えます。

抗がん剤とがん細胞のどちらを恐れるべきか

恐ろしいがん細胞の転移を防ぐため、あるいはがん細胞と闘うために、抗がん剤を使用しているがん患者が多数存在しています。これらの方々は、抗がん剤よりもがん細胞が怖いと判断した結果として、抗がん剤を使用することを決断したはずです。もちろんこのような判断に至る過程において、担当医の意見が決定的な役割を果たしたことは間違いありません。

この判断において重要な材料になっているのは、体内に存在しているとされるがん細胞です。患者は、自分が気づかない間にがん細胞が勝手に増殖と転移を繰り返した結果、抗がん剤を使わなくてはいけない状態になったと考えています。あれこれと迷っている間にも、がん細胞が増えて体を蝕んでいくという恐れを抱いています。まさに緊急事態であり、一刻の猶予も許されないということで、判断を迫られます。

がん細胞の存在がどれくらい確かなものであるのかについて、一般の人は知るよしもありません。担当医ががんと診断した以上は、ほぼ間違いがないと考えるのが一般的かもしれません。

しかし、実際にこれまで存在証明ができなかったがん細胞が患者の体内に存在する確率は、宝くじの一等賞が当たるよりも低いレベルにしかないはずです。これに対して、抗がん剤の毒性が患者の体を蝕む確率はほぼ100％です。患者にとっての判断材料は、医師から提供されるものが全てであるケースが大多数ではないかと考えられます。患者にとっては、どちらが怖いのかを正しく判断するのは極めて困難です。

結果をいじっても原因は放置される

腫瘍は、細胞の広がり方がうまくいかない結果、細胞が塊になったという状態です。これは、組織を顕微鏡で観察することによって確認することができます。したがって、これは事実関係として正しいことが証明されています。

どうして細胞の広がりがうまくいかずに、固まってしまったのでしょうか。この原因として、2つの可能性が考えられます。

一つ目の考え方は、細胞に問題があるとするものです。通常は広がりながら増殖する細胞の中に異常な細胞が出現して、塊を作りながらどんどん増殖してしまったという考え方で、現在のがん細胞のモデルになっている考え方です。この場合、塊を作っている細胞が全ての原因であると考えます。

もう一つの考え方は、細胞の広がりを作る環境に異変が生じたとするものです。通常は細胞が平面上に並ぶという仕組みがあって、平面状にしか展開しません。細胞がシートを作ることによって、皮膚や腸管、その他の臓器の形を作るためです。もし、細胞が塊を作ってしまうと、均一なシート構造ができないために、その結果として臓器の機能が十分に果たせないことが起こり得ます。本来はシート状になるはずの細胞が塊になってしまった結果、細胞自体にも異常が起こってしまったと考えます。

この場合には、細胞が塊を作った原因は、細胞をシート状に展開する仕組みに問題が生じたためと考えられます。細胞の異常は、このような細胞の展開がうまくいかなかった結果に過ぎないという考え方です。腫瘍病変に異常な細胞が見つかったとしても、細胞が原因で腫瘍病変を作ったのでなければ、この細胞を問題視する必要はありません。本当に問題にするべき対象は、平面シートを作る仕組みに異常が発生したことです。

腫瘍病変を作った原因は、異常な細胞自体にあるのか、それとも腫瘍病変は細胞の展開する仕組みの異常により作られた結果に過ぎないのかは、非常に重要な問題です。これによって治療の方針が全く違ってくるからです。

本当の原因を解明しない限り、本当の問題解決にはなりません。間違った対策になるだけでなく、本当の原因は放置されてしまいます。刑事犯罪の冤罪事件のようなもので、犯人ではない人が犯人にされた結果、悲劇がおこります。それだけでなく、本当の犯人を逮捕する機会を失うのです。

第5章　余命宣告

余命宣告は何を意味するのか

多くの人々にがんという恐ろしい病気の存在を知らしめる効果を果たしたのが、がんの余命宣告です。かつては、がんの宣告は余命宣告に近いと考えられていたために、がんの診断結果については、本人には伝えずに家族だけに伝えるということが行われていました。

最近は、インフォームド・コンセントという観点から、がんの診断結果については本人に直接伝えられます。余命宣告についても、かなり慎重になりつつあります。そもそもがん医療自体に侵襲性が強く大きな副作用を伴うために、本人の協力が不可欠という面があります。

しかしながら、未だにがんの診断に伴っての余命宣告が行われる事例が数多く残っています。がん細胞の存在証明ではないがんの診断において、余命宣告が可能なのは、一体どのような仕組みがあるのでしょうか。

余命宣告が存続している背景には、医師による余命宣告がかなりの確率で的中するという仕組みが存在しています。もし、医師による余命宣告がいつもハズレの結果になるのであれば、このような余命宣告の文化は廃れてしまうはずです。

余命宣告が行われ、そしてその結果が的中することで、「やはり、がんは恐ろしい病気だ」「がんは早期診断・早期治療が何よりも大切だ」「何か心配事があったら、すぐに医師に相談するべきだ」「小学校からがんに対する教育が必要だ」というように、がんという病気への世間の関心を高めるためにも、がんの余命宣告は使われています。

余命宣告によって、知らない間に体中を蝕んでいくがん細胞と戦うという戦闘体制のマインドが、患者の頭の中に作られます。また、患者の家族や親戚などにも、これを全力でサポートする体制が作られます。

このような戦闘体制が作られると、もう引き返すことができなくなります。一度形成された戦闘モードは、よほどのことがない限りリセットすることは不可能です。仮に抗がん剤治療により大変な苦痛を伴うことが起こっても、これを簡単には止められないという心理が形成されます。

余命宣告が的中して家族、知人、有名人が死亡することにより、恐ろしいがん細胞の存在が間違いないものとして無意識のうちに人々の頭の中に植え付けられていくのです。

がん医療が医師の権威主義を高めた

「余命宣告」という言葉は、がん医療において重要な意味を持っています。「余命3ヶ月」というような医師の余命宣告は、まるで神の言葉のように命を決める役割を医師が担っているような感覚になります。このような余命宣告は、「念のために」という俗世間の次元を超えた、命を定める神の領域の話です。

実際に抗がん剤治療を始めると、医師の余命宣告の通りに亡くなる人も多く、このような噂話が広まることによって、ますます医師の余命宣告の権威が高まることになります。恐怖心を使った循環型の権威主義が、がん医療の信頼性を作り上げているのです。余命宣告は、この仕組みの中心存在の一つです。

このようにしてがん医療は、医師の余命宣告と、それを正しいものとして受け入れる患者が大多数である社会によって作り上げられています。

がん医療における医師の権威を高める役割を果たしているのが、行政や学校教育です。地方行政は、がん医療に関わる早期診断・早期治療を推進するために、肺がん、胃がん、大腸がん、乳がんなどに関して定期検診を実施しています。また、初等中等教育の学校教育においても、がん教育を取り入れる動きが広まっています。

行政が行っている事業や学校教育について、これを疑う人はそれほど多くはありません。行政のバックアップが、がん医療の正当性を保証するような役割を担っているのです。その結果として、がん医療における医師の権威を高める社会の仕組みができ上がっています。

余命宣告は自己責任を作り出す

がん医療の余命宣告は、かつてのテレビドラマにおいて、がんという病気の恐ろしさを一般の人に印象づける役割をもっていました。それと同時に、余命宣告をする医師の権威を高める役割がありました。医師が「本当の余命はわからない」と言うよりも、「余命3ヶ月」と宣告したほうが、患者は医師を権威者として信用することになります。患者が医師の余命宣告を受け入れる心理状態を作ったのは、テレビドラマや映画の影響が大きいようです。

余命宣告は、がん医療の本質を象徴するようなイベントです。抗がん剤の投与に関して、「念のために」という医師の提案の場合よりも、必然性が高いという印象を受けます。

もし抗がん剤を使わなければ余命がどのように変わるのかを、医師に質問する患者はそれほど多くありません。仮にそのような質問をしたとしても、まともな答えは期待できません。病院は、抗がん剤を使わない場合のデータを持っていないからです。仮に同じような状態の患者の例があって、抗がん剤治療を拒否したケースがあったとしても、その患者がその後どうなったのか、追跡調査をすることはありません。

したがって、余命宣告とは、抗がん剤治療をした場合についての予測に過ぎないのです。一般的に余命宣告は、抗がん剤治療における副作用に耐えることのできる期間と関係が深いと考えられます。なぜなら、全くの無処置の場合、その病巣が今後どのようになってゆくのかについて、予測することは困難だからです。

このような現実の前では、患者は自己責任として意思決定するしかありません。そのためには、この件に関する知識と判断力を、自身が持ち合わせている必要があります。

社会統計が支える余命宣告

がん細胞の存在は、ほとんどが幻の状態です。腫瘍があったとしても、この腫瘍細胞ががん細胞であるという証明は不可能です。勝手にどんどん増えて、他の臓器に転移をしていくというがん細胞は、科学的に存在証明できるものではないことは前述のとおりです。

このような状況において余命宣告が可能であるのは、仮に医療行為が直接の原因とする死亡であっても、がんと診断された人については、がんという病気によって死亡したと扱うことが許される社会環境ができ上がっている背景があるようです。社会統計の上でも、がんの死亡者とされる人の中に、実際にはがん医療による死亡者が大多数を占めていたとしても、がんによる死亡者として扱うことが許容されています。

本当の死因を特定することは至難の技です。そのために、社会統計における死因別のデータは、不正確なものになることは避けられません。あくまで目安という程度であり、本当の死因については全く別の方面から考え直す必要があるのです。

医療ミスなどの問題に起因する医原病については、統計上は全く出てきません。またがん医療によって死亡した場合には、がんによる死亡として扱われます。その原因は、がん医療による医原病というものが、死亡の原因として認められていないからです。日本においては、間違った医療行為が原因となって死亡した場合においても、医療行為を原因とする医原病が死亡診断書の死因の中に登場することはありません。

そのために、社会統計上は医原病による死亡者数はゼロとなってしまいます。がんと診断された人が仮に他の原因で亡くなったとしても、がんによる死亡者として扱うというルールがあります。がん医療により免疫力が低下して、肺炎で亡くなったとしても、死因はがんとして統計上は扱われます。

ところが、一般の人に、社会統計上のデータと実際の死因にズレが生じることが理解がされているとは言えません。厚生労働省が出しているデータに不正確な点があることを理解するには、社会統計の仕組みを理解する必要があります。

疾患別の死因について、統計上のデータの項目は厚生労働省が定めたものに限られます。項目を適切に設定することが、本当の死因の傾向を理解する上で極めて重要となりますが、項目と死因の重要性の序列を設定するのは厚生労働省なので、その思惑が人為的に結果に反映されることになります。

その結果として、がんによる死亡者数が大量に統計データに現れます。これにより、がんという病気が科学的に証明されなくても、がんは死ぬ病気であると印象づけられるのです。医師が余命宣告をできるほどに死期が迫っているという恐怖心は、患者が冷静な判断力を失わせる効果を持っています。

このように、余命宣告を可能にしている重要な要因として、社会統計上のトリックが隠されているのです。社会統計のトリックが余命宣告という演出を支える重要な役割を果たしていることに注目する必要があります。

余命宣告は途中離脱をさせない演出効果

余命宣告が行われることによって、多くの患者は他に逃げ場所を失ってしまいます。がんと戦うことによって、もしかしたらがんを制圧することができるかも知れないという一縷の望みに賭けるのです。

中には、がん治療を放棄したらどうなるのかという質問を担当医に投げかける人もいます。

その回答の多くは、「余命は更に短くなる」というものです。その根拠として、がん医療で権威のある医療機関が出しているデータを取り上げることがあります。

余命宣告は、まさに神の技のような印象を与えます。命を予言する儀式として、がんの確定診断の結果が患者に伝えられるのです。余命宣告を受ける患者にとっては、人生のすべてを総括するような意味があります。余命宣告をする医師は、神のような存在として受け止められるのです。

ただし、余命宣告の種明かしが行われた場合には、神の存在であったはずの立場は、地に落ちる可能性があります。

抗がん剤治療において、抗がん剤としての効果を調べるには、患者と同じ程度の病態であり、同じような免疫状態にある対照群同士において、抗がん剤の投与の有無での延命効果を比較したデータでなければなにも言えないはずです。

実際には、同じような病態の患者で治療を放棄した人の臨床経過のデータが存在することは、ほとんどありません。治療を放棄した人が、がん医療機関において入院を続けることはないので、その後の臨床経過について医療機関が情報を得ることは困難だからです。

その結果として、比較対照にはなり得ないデータを使うしかないことになります。しかも治療をしない場合の余命が、治療をした場合の余命よりも長いというようなデータを出せるはずもありません。

そのために、医師は「治療をしなかったら、更に余命が短くなる」と答えざるを得ないのです。科学的な評価に耐えうるデータが存在しないことが、科学的根拠に基づかない余命宣告を可能にしているのです。

データが存在しないことについて、誰かの責任を問うことは困難かもしれません。しかしながら、科学的根拠のある比較データが存在しないことについては、医師は正直に患者に告げる必要があると考えられます。

本当はがん医療による余命

がんによる死亡者数は年間40万人近くに達しているという厚生労働省のデータがあります。本当の死因については、解剖して精査しないとわかりません。多くの場合には、病理解剖による死因の解明は行われません。がんと診断された人が死亡した場合には、自動的に死因はがんということになってしまいます。

がんによる死亡者の中で、どのくらい本当のがんで死亡した人がいるのかが問題になります。ここで問題となるのが、がんの定義です。

もし、がんの定義を、「無限増殖性と転移性を併せ持ったがん細胞を保有していること」とすると、この定義を満たして死亡した人は皆無である可能性が高いと考えられます。

実際にがんで死亡した人の多くは、細胞診の判定によりがんと診断された人と考えられます。あるいは、細胞診以外の方法でがん細胞の存在を推定した事例も少なくないかも知れません。いずれにしてもこれらの人は、実際には無限増殖性と転移性のある細胞をもっていることが証明されているわけではないので、余命宣告ができるような状態ではありません。もし、余命宣告をしたとしても、命中することはほとんど期待できないはずです。ハズレの余命宣告をしても、患者や家族からの信頼を失う結果になります。

余命宣告が当たるのは、がん医療による余命を患者に伝えているに過ぎないから、と考えられます。侵襲性の極めて強いがん医療は、体の免疫力を極度に低下させます。特に抗がん剤の毒性は、免疫力をほとんど皆無に近い状態にするほどです。そのために、連続で使用することには限界があり、休薬期間を設けます。しかしながら、この休薬という状態は、体の免疫力の異常な状態を作り出します。抗がん剤によって免疫力を皆無近くまで落とした後に休薬することにより、免疫系の反動が起こるのです。正常な免疫バランスではあり得なかった免疫応答が起こります。

そして、抗がん剤の投与が再開されると、立ち上がったばかりの免疫系が大きなダメージを受けることになります。

抗がん剤治療は毒性が強いために断続的な投薬が行われますが、体の免疫系が大きなダメージが避けられません。しかしながら、抗がん剤を途中でやめると、免疫系の反動により体の正常な機能が損なわれる状態になるのです。

抗がん剤が余命宣告を可能にした

余命宣告は、がん医療の本質を示しています。

無限増殖性と転移性を有する恐ろしいがん細胞が存在することを誰も証明できていないにもかかわらず、この恐ろしいがん細胞が原因となって死に至るまでの期間を予測することは、理論的に不可能です。存在する証拠のないがん細胞が原因となって死に至るという予測も変ですが、死亡の時期まで予測できることは、あり得ない話です。

存在証明のないがん細胞により余命が左右されることがあり得るのか、大いに議論が必要です。怨霊信仰の世界と大差はないのです。本当にこの世に実在していることが証明できているのか、あるいはそうでない架空の存在なのかについては、はっきりと区別しておく必要があります。

実際に余命宣告を可能にしているのは、存在証明のないものが原因となっているはずがありません。実在しているものが余命宣告を可能にしているのです。それはすなわち、抗がん剤です。抗がん剤は、がん医療に実存するものの中で最も毒性の高いものです。抗がん剤投与による体力の限界については、過去の多数のデータが存在します。したがって、ほぼ正確な余命宣告は可能です。

　つまり余命宣告の実態は、抗がん剤を用いたがん医療による余命を予測したものに過ぎないのです。医師による余命宣告が的中し、がんによる死亡者として死亡診断書に記載されるという事実が、日本のがん医療の実態を的確に表していると言えるのではないでしょうか。

第6章　がん幹細胞説

細胞が増える仕組み

人体は、60兆個もの細胞からできていると言われています。実際の正確な数は不明ですが、大変な数です。これらの細胞が勝手に振る舞っていては、一個の生物としての機能が維持できません。したがって、全ての細胞の間には、何らかの連携が保たれているはずです。

細胞は分裂して増殖する能力を有するという印象がありますが、60兆個の細胞の多くは分裂して増える能力を有していません。成長を終えて成熟した細胞は、原則としてもう分裂して増えることはないのです。

全ての細胞は、種に相当する幹細胞から分裂と成長の過程を経て、成熟した細胞になります。分裂と成長の過程にある細胞を前駆細胞と言います。また、成長の過程を細胞の分化と言います。細胞分裂する能力を有しているのは、幹細胞と前駆細胞です。

幹細胞と前駆細胞の細胞分裂は、細胞環境によって厳密にコントロールされています。細胞

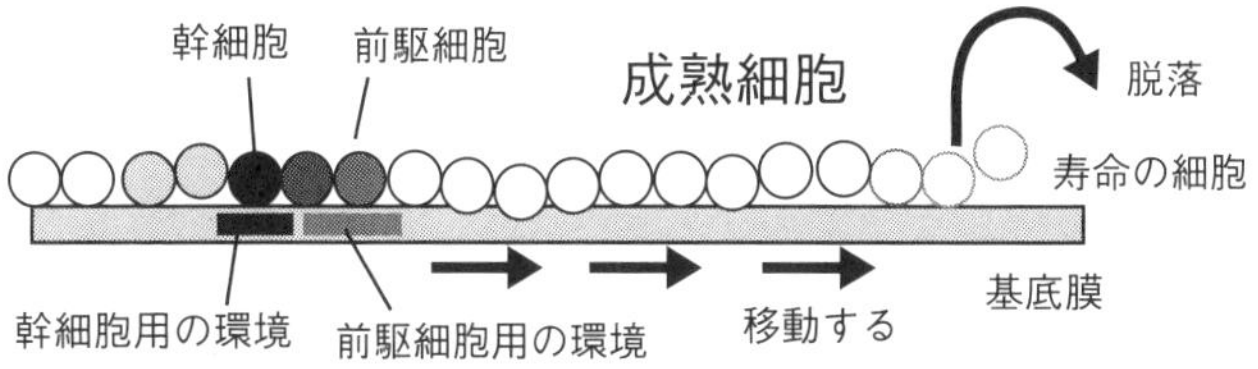

図２　幹細胞から成熟細胞が作られる仕組み

幹細胞から分化した前駆細胞が増殖を繰り返して成熟細胞ができる。幹細胞、前駆細胞、成熟細胞にはそれぞれ育成用の環境あり、細胞が移動して環境が変わると、細胞が性格を変えていく。

が勝手に増えることがないように、その細胞に特有の細胞環境があり、細胞の増殖が起こらないようにブレーキをかけています。成熟した細胞が寿命を迎えて空席ができると、幹細胞から分化した前駆細胞が増殖を繰り返して成熟細胞になり、死滅した細胞の空席を埋めるのです。

成熟した細胞の空席ができた時にだけ、前駆細胞の細胞増殖が盛んになります。小腸や気道の粘膜や免疫系の細胞は、成熟した細胞の空席が常にできている状態なので、前駆細胞の細胞増殖がいつも起こっているのです（7）。

体を守る免疫の仕組みにおいては、常に細胞が入れ替わっています。粘膜をつくるための細胞や、細菌を食べる働きをする好中球の前駆細胞の増殖は常に起こっています。

このように、細胞は種の役割をする幹細胞と、幹細胞から派生した増殖を専門とする前駆細胞、そして本来の細胞特有の機能を有する成熟細胞に分けられます。それぞれの細胞の役割を維持する仕組みとして、専用の環境が用意されています。これにより、細胞のそれぞれの機能が維持されています。

がん幹細胞説の登場とがん細胞説の消失

日本においては一般の人が知る機会が少ないのですが、がん幹細胞説という考え方が、がんに関して盛んに議論されています。

これまでは、無限増殖性の細胞が自律性を失ってどんどん増えた結果として、腫瘍が形成されるという考え方でした。この従来のがん細胞の考え方を「がん細胞説」として、新しい「がん幹細胞説」と区別します。

「がん幹細胞説」は、細胞増殖の一般的な考え方に基づいて、がん幹細胞という幹細胞レベルのがん細胞が存在するという学説です。

がんという病気を説明するために、がん幹細胞説という新しい概念が1994年に提唱されてから、次第に従来説を主張する学者が消失していきました。つまり、がん細胞説は過去の仮説となりつつあり、がん幹細胞説が主流になってきたのです。様々ながんにおいて、がん幹細胞が見つかったという論文が出されるようになった一方で、がん幹細胞説をどのように捉えるのかについては意見が分かれています(8-11)。

従来のがん細胞説は、無限増殖性の腫瘍細胞に遺伝子変異が起こり、転移性のがん細胞ができるというものでした。がん細胞からがん細胞が作られて、転移したがん組織がどんどん正常な臓器を侵していく恐ろしい病気として、がんを説明していました。腫瘍の中で、転移性のがん細胞を含むものを悪性腫瘍、悪性腫瘍以外を良性腫瘍として区別していたのです。

ところが、腫瘍細胞から無限増殖製の細胞を単離できないという問題がありました。さらに、転移したとされるがん細胞は、本当に転移したという証拠もありません。このがん細胞の転移性を証明する方法もないのです。

がん幹細胞説は、動物モデルを使って、白血病の血液には未熟な幹細胞が多く含まれていることが明らかになったことから注目を集めるようになりました(2)。この研究により、白血病について、勝手にどんどん増える性質を持っているがん細胞があるから白血球数が増えるのではなく、血液を作る場の環境(土)に問題があるから異常な白血球増加が起こる可能性が示唆されたことになります。白血病は、種(幹細胞)が血液中に流出しているような状態であるということがわかったのです。

幹細胞が血液中に流出するという事実は、幹細胞を保持するはずの環境に問題があって、血液中に流出したと考えることもできます(12)。この場合、幹細胞の方に必ずしも問題がある必然性はありません。

もし細胞の種に問題がないということになると、がん細胞の存在を否定することになりかねません。そのために、種と土の両方に問題があるというがん幹細胞説が、従来のがん細胞説に代わって注目されるようになったのです。

がん幹細胞説による腫瘍

がん幹細胞説は、無限増殖性と転移性を併せ持つ従来の「がん細胞説」に基づくがん細胞が見つからないことを、別の問題があるという理由を持ち出して曖昧なかたちで覆い隠す役割をもっています。

従来のがん細胞が見つからないのであれば、従来のがんという病気の存在も否定されなければならないはずです。「がんは存在しない。これまでのがんと言っていたものは実はがんでなかった」と宣言しなくてはいけないのですが、さすがにこのようなことを言い出すわけにもいかないので、がん幹細胞説への変更という婉曲的な表現を使うことによって、なんとか事態の収拾を図りたいとする思惑が見え隠れします。

がん幹細胞説は、転移性のがん幹細胞があることによって、複数の腫瘍が形成されるという仮説です。複数の腫瘍形成を、転移性のがん幹細胞によって説明しようとするものです。

幹細胞が存在するのであれば、幹細胞からできてきた細胞には寿命があるはずです。がん幹細胞からできた細胞が無限増殖性と転移性を兼ね備えたがん細胞でないことは明らかです。さらに正常細胞の幹細胞も他の臓器に移ることがあるので、転移性の幹細胞が問題であるとは言えません（11）。したがって、転移性がある幹細胞が見つかったとしても、がん幹細胞が証明

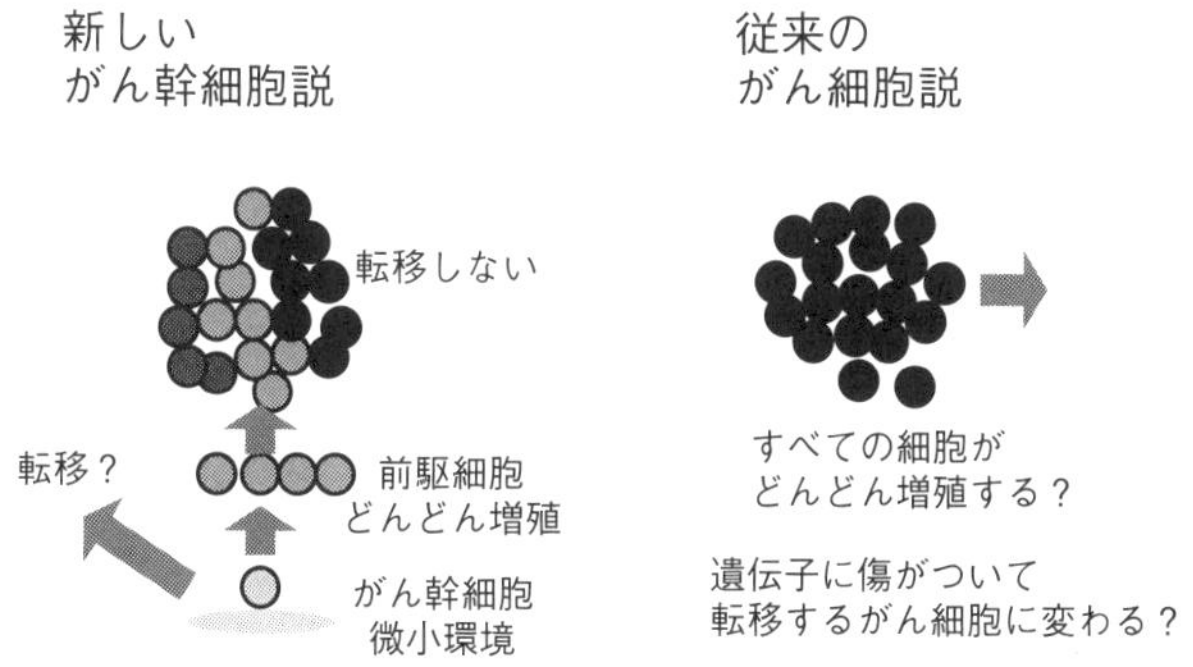

図3　がん幹細胞説とがん細胞説の違い

がん幹細胞説では、増殖するのは前駆細胞であり、転移は幹細胞の段階で起こるとしている。従来のがん細胞説では、全ての細胞が増殖して、遺伝子に傷が付き細胞が転移性という性質を獲得することによって転移が起こるとされているが、無限増殖性と転移性を持つ細胞が証明できないという本質的な問題を抱えている。

されたことにはならないのは明らかです。

それにもかかわらず、正常細胞の幹細胞とがん幹細胞をあえて区別している理由は、転移性のあるものはがん細胞という成熟細胞ではなく、幹細胞レベルの未熟な細胞であるとして、腫瘍細胞に転移性が証明できないことの言い訳に使うためです。がん幹細胞というネーミングをすることにより、がん細胞は実は幹細胞レベルの転移性であり、幹細胞の仲間であると主張するための詭弁のように見えます。

この動きは、無限増殖性を持つ腫瘍細胞が勝手に増殖を繰り返すことによって腫瘍が形成されるという従来の腫瘍形成の仕組みを、完全に見直すことにつながります。無限増殖性の細胞を腫瘍から単離できない問題だけでなく、腫瘍細胞の増殖速度が遅いことや腫瘍細胞が単一の細胞集団でないことなどを考え合わせると、単純に細胞の無限増殖の結果というような従来説では矛盾があることは明らかです。

それでは、がん幹細胞から分化増殖した結果生じた腫瘍細胞は、正常細胞の仲間なのか、それともがん細胞の仲間なのでしょうか。

幹細胞から腫瘍細胞ができることを認めないと、腫瘍細胞の増殖性が乏しいことを説明できないという事情が、がん幹細胞説登場の背景にあります。つまり、腫瘍細胞は無限増殖性の細胞で構成されているわけではないことを、専門家が認めた形です。腫瘍細胞に無限増殖性がないのであれば、腫瘍細胞に寿命があるのは当然です。がん幹細胞説における腫瘍細胞の考え方は、腫瘍細胞から転移性のがん細胞ができるという「がん細胞説」の考え方とは異なるのです。

腫瘍細胞も幹細胞に由来する

「腫瘍細胞も正常細胞に由来する」ことは、ウイルヒョーの法則に示されています。「全ての細胞は細胞から」というウイルヒョーの有名な言葉は、がん細胞の考え方にも影響を与えています。「全てのがん細胞は、がん細胞から」というように、がん細胞は無限に増殖するという仮説が、恐ろしいがん細胞というイメージを作り上げています。

しかしながら、がん幹細胞説の登場により、このような仮説は成立しないとがん医療の研究者が認めたことが明らかになりました。ついに、無限増殖性と転移性を兼ね備えたがん細胞の証明は不可能であることを、公に認めざるを得なくなったのです。

そこで考え出されたのが、がん細胞も幹細胞に由来するというがん幹細胞説です。この考え方は、ウイルヒョーの法則にも合致する上に、がん細胞の無限増殖性が証明される必要がなくなります。

さらに転移性を説明するために、がん幹細胞が転移するという仮説を持ち出たのです。幹細胞の転移性は、もともと証明が難しいので、仮に転移性が証明できなくても転移しているという言い訳ができます。

少なくともがん幹細胞説の登場により、転移に関する考え方において大きな変化が起こったことは間違いありません。その背景には、従来のがん細胞の転移に関する証拠があまりに乏しいために、言い訳ができなくなったということがあります。

転移性の問題が、がんは恐ろしい病気であることを印象づけるために、最も重要な要素であることは間違いありません。その転移性の証拠が出せないようであれば、恐ろしい病気としてのがんの地位が揺らぐことになりかねないという問題があったのです。

がん幹細胞説は、なんとか言い逃れをするための詭弁とも言えるような仮説です。

がん細胞の定義が消失した

かつては、がん細胞の定義が明確に記載された文書が存在しました。がん細胞は、無限増殖性と転移性を併せ持った細胞であるという定義です。

このがん細胞の定義は、世界的に有名な細胞学の教科書である The Molecular Biology of the Cell (13) の第4版 (2002年) までは、明確に記載されていました。ところが、同じ本の第5版 (2008年) では、このがん細胞の定義が削除されています。

がん幹細胞説が提唱され、それまでのがんの定義と矛盾が生じるようになったことが、がんの定義がうやむやになり始めた原因ではないかと推察されます。

がん幹細胞説は、腫瘍組織のほとんどの細胞は、増殖能力がほぼないことを反映させた新しい理論です。もしがん幹細胞によって、増殖能力のない腫瘍組織が作られるのであれば、一体正常組織を構成する細胞と何が違うのかということになってしまいます。そのために、どんどん増えるという性質を利用して核酸合成の阻止を目的として開発された抗がん剤を用いて治療することの意味が問われることにもなります。

「がん幹細胞説」は種の状態の細胞に転移性があるとするものであり、この幹細胞からできる細胞はがん細胞というわけではありません。これまでは、がん細胞により引き起こされる病気

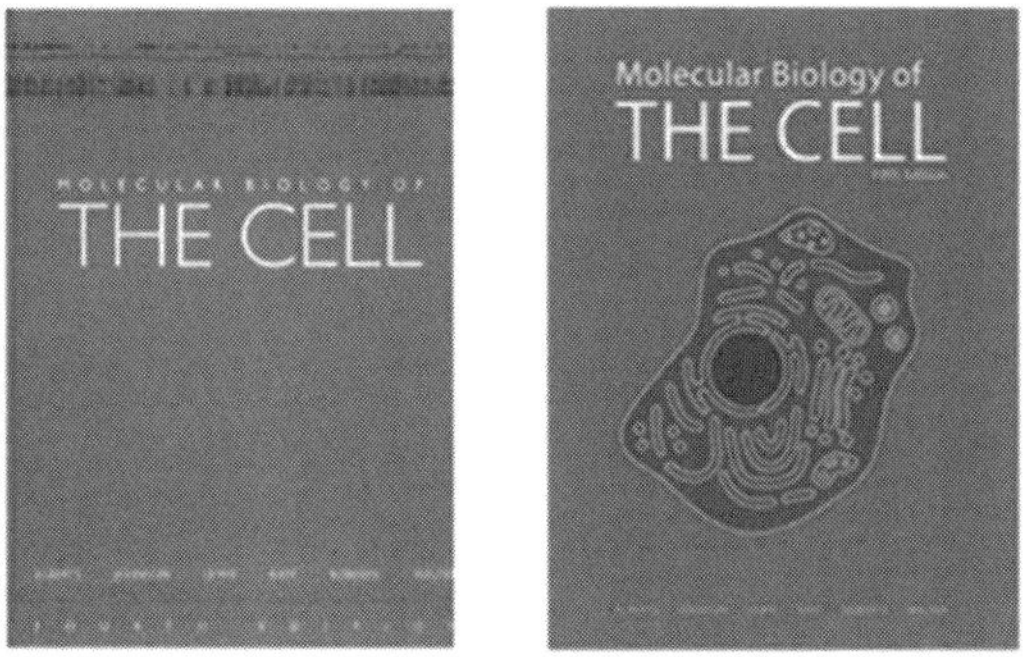

第４版　2002年刊　　　第５版　2008年刊

図４　細胞学の教科書として世界的に有名な「The Molecular Biology of the Cell」

2002年刊行の第４版では、がん細胞の定義として、自律的な増殖性と転移性をもつことが記載されている。このがんの定義は、2008年刊行の第５版から削除されている。

をがんと称してきたのですから、肝心のがん細胞が証明できないとなると、がんという病気の定義ができない事態になるわけです。その結果、がんという病気の原因であるとするがん細胞とはどのようなものであるのか、明確には言えなくなってしまいます。

　このようながん細胞の捉え方に関する世界的な変化に関して、日本においてはあまり知られていません。医師向けの雑誌に紹介されることはあっても、一般の人が目にする雑誌やマスコミでは、全くと言って良いほどに掲載されません。

種と土の理論とは

　種と土の理論（14）は、がん幹細胞説の原型となる学説です。がんの転移に関して、細胞だけでなく、細胞の環境が重要な役割を果たすことを種と土の関係に例えた理論であり、イギリスの外科医スティーブン・パジェット（1855〜1926）により提唱されました。

彼は乳がんの転移を数多く観察した結果、細胞だけでなく細胞周囲の微小な環境が転移病巣の形成に重要な役割を果たしていることに気づきました。彼の独創的な論文には次のような記述があります。

「がんは細胞の問題であるとして、がんのほとんどの病理の研究は、種子の性質を研究している人々によって行われています。彼らは科学的な植物学者のようなものです。土を耕す研究者により、土の特性を調べることも役立つはずです」

現在では、血液学や組織学などの分野において、種と土の理論は広く受け入れられています(15、16)。すべての細胞は、幹細胞から前駆細胞に分化と増殖を繰り返した後に成熟細胞になるという考え方です(17)。

幹細胞や前駆細胞の増殖や分化において、幹細胞の恒常的な維持をしながら組織の更新や修復が行われる仕組みについて、細胞（種）だけの機能を考えても無理があります。そこで、細胞周囲の微小環境（土）の役割を組み合わせることにより、幹細胞の恒常的な維持の仕組みを説明できるようになったのです。

多細胞生物において細胞の増殖のコントロールは、体の構造を作るために極めて重要な仕組みです。細胞が勝手に増殖するようなことがあれば、体の形が維持できないだけでなく、生きるために必要な臓器の機能が発揮できなくなってしまいます。細胞が単独で勝手に増えるというようなことはあり得ないはずです。細胞の増殖には、必ず環境要因が関係しています。環境要因によって細胞が適度なところで増殖を止めるような仕組みを備えています。

環境問題を無視して種の問題だけに固執すれば、いつまでたっても問題は解決しないのは当然です。体の状態を一定に保つ仕組みとして重要なものは、免疫です。抗がん剤は免疫系を破壊します。これによって環境が荒れ果ててしまいます。事実として、種（細胞）は勝手に増殖することはありません。種は、土などの環境要因に完全にコントロールされているはずです。

がん幹細胞説の登場は、種と土の理論が１００年の時を隔てて再評価をされた形です。細胞だけに目を向けても問題解決に至らないことが専門家の間に認識されるまでに、１００年も要したことになります。

「がん幹細胞」は「がん細胞」の代わりではない

がん幹細胞は、従来のがん細胞説を見直す必要があることを背景として登場したものです。従来のがん細胞説では腫瘍細胞は無限増殖性があり、遺伝子に傷が付くことにより新たな形質を獲得することが転移につながると考えていました。

がん幹細胞説は、細胞の種である幹細胞が転移性を有するとし、がん幹細胞が腫瘍の原因で

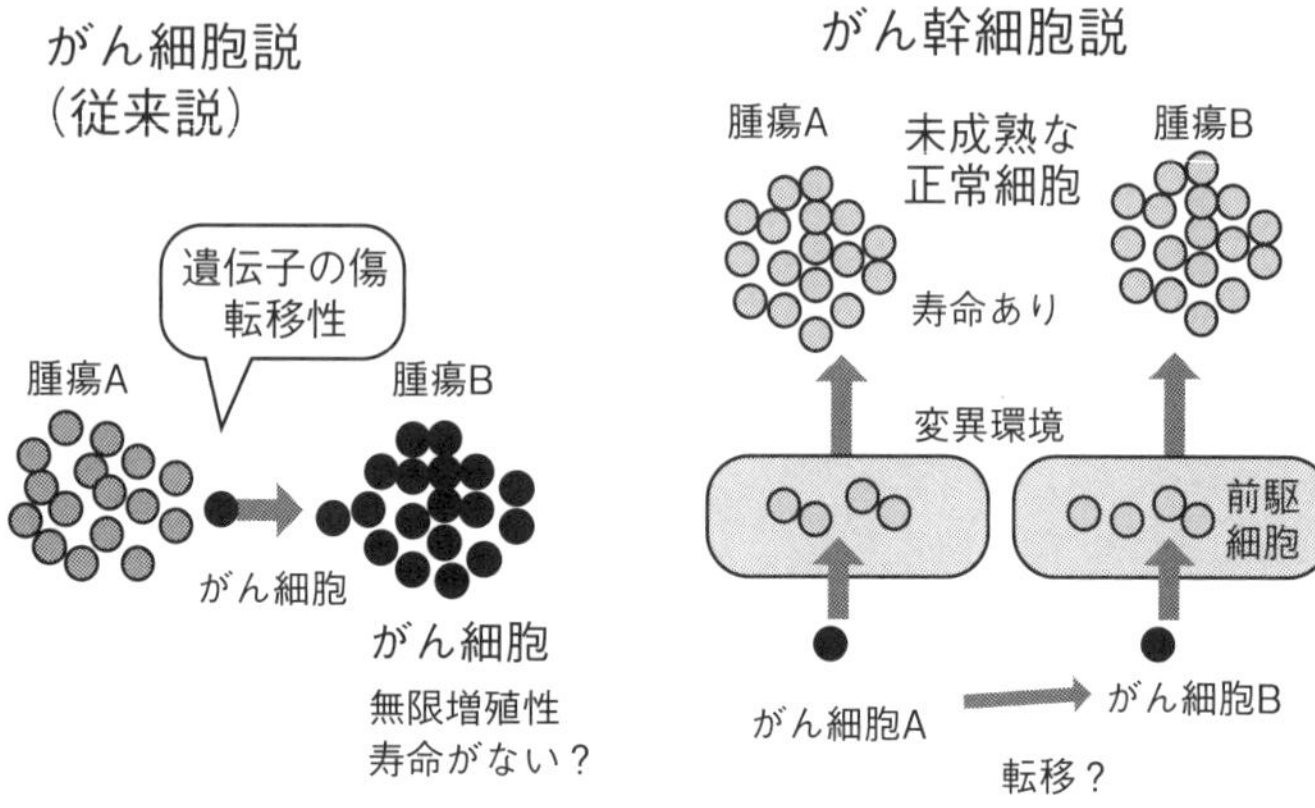

図５　従来のがん細胞説と新しいがん細胞説

がん幹細胞説では腫瘍細胞は寿命がある正常細胞の仲間である。

あるという主張です。これにより、腫瘍細胞は無限増殖性が確認できない理由を説明したことになります。無限増殖性がないのであれば、転移性のある細胞に転換することもありません。

がん幹細胞説により、従来のがんと言われてきた悪性腫瘍の細胞の大部分は、増殖能力のない細胞であることを認める形になったのです。腫瘍細胞の中で増殖能力のある細胞は、幹細胞より分化の進んだ前駆細胞であり、これもやがては増殖能力を失います。がん幹細胞説では腫瘍細胞は寿命のある細胞であり、この点では正常細胞と変わらないことになります。

腫瘍細胞も基本的に寿命のある細胞であれば、これを敵視する必要もないはずです。がん細胞説と異なり、がん幹細胞説では腫瘍細胞は基本的に寿命のある細胞です。がん幹細胞説で転移をするのは、未熟な幹細胞と考えています。腫瘍のように目で見えるものではありません。

そもそも正常細胞の幹細胞も転移する性質を持っています（12）。転移をすることが、がん幹細胞特有の性質ということではないのです。従って、腫瘍を目の敵にする必要もなく、転移を恐れる必要もないということになります。実際に腫瘍のもとになるがん幹細胞が実在するのかもわかりませんが、目で見えるものではないので、恐れても仕方がないのです。

また、幹細胞は抗がん剤に対して抵抗性があるので、抗がん剤は治療目的に使えません。いずれにしても、がん幹細胞説においては、「がんと闘う必要がない」ということになります。

がん幹細胞説は、従来のがん細胞説による「がん」という悪性腫瘍の概念を否定するものです。また、従来のがん細胞による「がん」という病気の存在は、仮説に過ぎないことを認めたことになるはずです。

腫瘍形成における種と土の理論

体の形を作る細胞は、シート構造をとっています。シート構造が袋を作り、その中に充填される細胞があります。シート構造の袋を作る細胞と、その中に充填される細胞は別系統の幹細胞に由来します。腫瘍は、シート構造の一部の細胞がシート構造を作らずに塊状になったものです。シートのシワが寄り集まったような形です。

ここで考えたいのが、前述した「種」と「土」の問題です。

例えば、毎年の畑の作物のできばえを決めるのは、土や天候などの環境要因です。同じ種でも、環境要因により作物のできばえが大きく変化します。環境が良くないと、種は正常でも良い作物ができません。作物のできが良くない場合には、土や天候などの環境要因の問題であると考えるのが普通です。

これに対して種の問題は、自然界においては、少なくとも数年、数十年の時間が必要です。種の問題は遺伝子変異を伴う必要があるために、世代を超えたスパンの長い問題です。少なくとも何世代、あるいは何十世代というような時間を単位としたものになります。

遺伝子変異を伴わない短期間の問題は、土などの環境要因に依存するという考え方が適切です。土のような環境問題を考えずに、いきなり遺伝子変異を持ち出すことは論理の飛躍です。

一般的に、種の遺伝子に欠陥がある可能性は少ないはずです。特に、畑の種が成長過程で遺伝子変異を起こしたために、作物のできが良くないという可能性はほとんどありません。

作物のできが良くないからといって、何も見ないで、いきなり消毒薬を撒く人はいないはずです。形の悪い大根ができたとしても、遺伝子変異により大根の形態が変わったとは考えません。

また、遺伝子変異により無限に成長する大根ができることはありません。異常な形の大根ができたとしたら、土の問題などの環境改善を試みます。遺伝子変異により形質が変わることよ

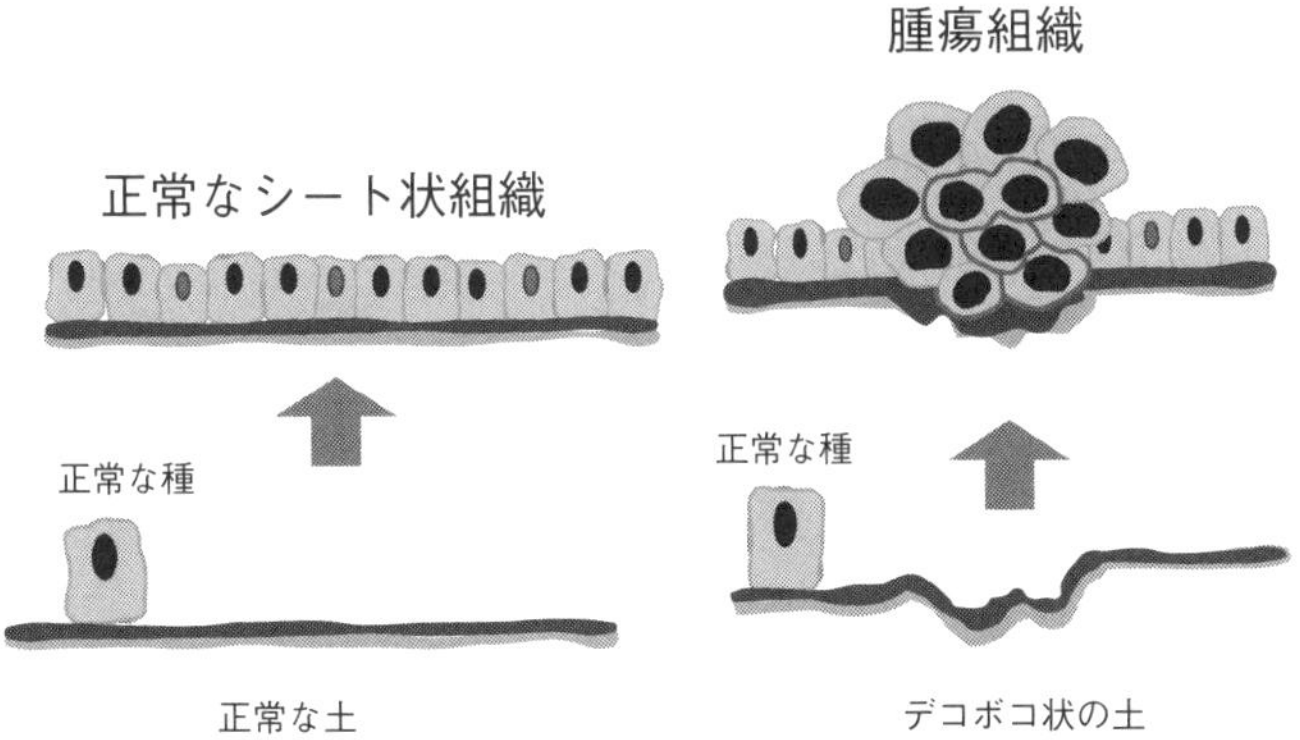

図６　種と土理論における腫瘍形成

種理論（がん細胞説）では腫瘍の原因は細胞の遺伝子変異であるとしているのに対して、土理論では、細胞の遺伝子変異は結果であり、腫瘍形成は土の状態が悪いことが原因であるという説明が可能である。

りも、土などの環境要因により形が変わることの方が遥かに可能性が高いことは明らかです。

原因がわからないままに薬を撒き散らすようでは、いつまでたっても原因が分からないだけでなく、畑が荒れ果ててしまいます。こうなってしまうと、種を変えても良い作物は決してできません。

種と土の理論では、土がないと種は成長しません。土が平面でない場合には、その上に形成されるシート構造は、平面構造ではなく凹凸ができます。

通常は、寿命を迎える細胞数と幹細胞から作られる細胞数は、バランスが保たれます。そのために、通常の表皮組織ではシート構造が形成されます。このバランスを取る役割をするのが、種と土地の考え方では土に相当する部分です。

土がシワを作っていることや、栄養が過剰であることなど、種の適切な成長の条件を満たさない問題があると、寿命を迎える細胞数よりも、幹細胞から作られる細胞数が上回ることが起こります。その上に凸凹が複雑になると、シート構造のシワが塊になってしまいます。これが腫瘍の形をつくる仕組みです。

このような場合においては、遺伝子の変異が原因であると考える前に、土の問題を解決する必要があります。仮に遺伝子変異があったとしても、その変異は異常な細胞増殖の結果です。結果を原因と取り違えると、問題の解決どころか問題を拡大させてしまいます。土の問題を放置して遺伝子変異の問題に固執すると、いつまでも解決できないということになりかねません。

がん幹細胞説における転移性

がん幹細胞説では、どのように転移性を説明しようとしているのでしょうか。仮に幹細胞以外の細胞が他の場所に転移したとしても、細胞増殖は限定的です。したがって、転移性を説明するためには、がん幹細胞が転移をする必要があります。

幹細胞は単独で増殖できるのか、という本質的な問題があります。一般の幹細胞は、単独では幹細胞としての性質を自然に失ってしまうからです。幹細胞としての性質を維持するための細胞が幹細胞と接触した状態で存在していないと、幹細胞としての機能を発揮できないだけでなく、幹細胞としての性質も失ってしまうと考えられています。

そのために、がん幹細胞説においては、がんの転移はがん幹細胞（種）と幹細胞の機能を維持する環境（土）の両方が同時に転移をするというモデルが提唱されています。

しかしながら、このようなモデルが正しいことを証明することは、事実上不可能です。転移という現象を幹細胞が転移をしたためであるとする仮説を、実証実験により証明する方法は存在しません。

そもそも、がん幹細胞と正常細胞の幹細胞が異なる必要もないのです。がん幹細胞も、正常細胞の幹細胞に由来することは明らかです。正常細胞と区別されるがん幹細胞というものが存在しなくても、複数の腫瘍ができることについての説明は可能です。したがって、がん幹細胞説が正しいことを完全に証明する方法は存在しないのです。

がん幹細胞説は、転移という現象が幹細胞のレベルで発生しているという仮説に過ぎません。転移という現象がなければ、がんというものが幻であることになってしまいます。そのために、がん細胞専門の幹細胞が存在することにせざるを得なかったのではないでしょうか。

幹細胞はどこにでもある

がん幹細胞説に関して、根本的な疑問点が浮かび上がってきます。がん幹細胞という、正常細胞の幹細胞と異なる幹細胞が存在するのかという問題です。

幹細胞の段階では細胞分裂の速度が低いために、抗がん剤や放射線に対して、比較的耐性があります。これに対して、幹細胞から分化した前駆細胞は、非常に増殖速度が速く、抗がん剤や放射線に対して高い感受性があります。細胞の成熟の各段階の中では、前駆細胞の段階が細胞の染色体異常や遺伝子変異を最も起こしやすいのです。

正常細胞の幹細胞から腫瘍が形成されると考えて、腫瘍細胞の異常な形態や、核の遺伝子変異を説明することは可能です。したがってがん幹細胞は、必ずしも正常細胞の幹細胞と区別がなくても問題がないのです。仮にがん幹細胞が存在するとしても、がん幹細胞も正常細胞の幹細胞に由来するはずです。

正常細胞の幹細胞は、正常組織の至る所に存在します。上皮系の組織の場合には、褶曲した上皮シートのくぼみの周囲に幹細胞が常駐する場が設けられています。したがって、がん幹細胞が別の臓器に転移をする必要はなく、その臓器にもともと存在していた幹細胞から腫瘍が形成されることは、何の不思議もありません。腫瘍が形成されるような環境が形成されることにより、幹細胞の転移はなくても、腫瘍が転移をしたように見える現象が起こるのです。

手品において、コップの中の玉が移動したという見世物があります。この場合には、手品師は必ず移動する先のコップの中が空であることを予め観客に見せる行為を行います。最初から全てのコップの玉が入っていたら、手品としては成立しないのは明らかです。

腫瘍細胞が幹細胞から生じるということは、腫瘍細胞の種は、体中のいたる臓器に予め多数

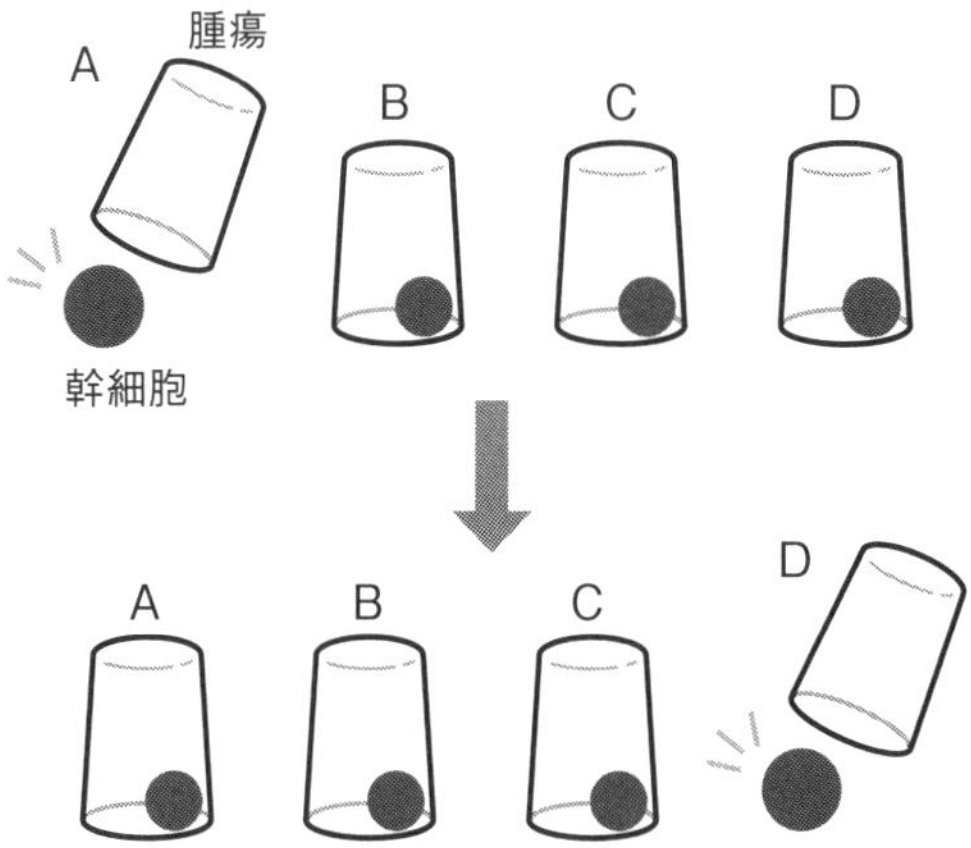

図 7　コップと玉の手品におけるトリック

予め全てのコップの玉が入っていたら、手品師でなくても玉が移動したように見せることができるかも知れない。腫瘍細胞になる幹細胞は、体中の至る所に存在する。

セットされていることになります。腫瘍が形成されるような環境に臓器が置かれることにより、その臓器に腫瘍が形成されるとすれば、幹細胞の転移というようなことを考えなくても、多臓器に腫瘍ができる仕組みを説明できてしまいます。

幹細胞は目に見えないので、全ての臓器に予めセットされていることに気づきにくいのです。そして、腫瘍は特殊なものであるという印象があるために、正常細胞の幹細胞から生じうるものであることを見逃してしまうのかも知れません。コップの手品のトリックを想像するとわかりやすいと思います。

腫瘍細胞は細胞環境の結果である

正常細胞は、幹細胞から増殖・分化をして成熟した細胞になります。老化した成熟細胞は常に置き換える必要があるために、幹細胞が至る所に配置されています。幹細胞が増殖・分化をして成熟した細胞を作り出し、老化した成熟細胞を置き換えるのです。正常細胞にも無限増殖する幹細胞が存在します。幹細胞は無限増殖する能力をもっているにもかかわらず、勝手にどんどん増えないような仕組みにより、休息しているのです。

幹細胞を休止状態から必要に応じて増殖に向かわせる仕組みは、体中のそれぞれの組織が様々な機能を持っていることと深く関係しています。胎生期の初期において、体の主要な組織が形成されます。この時期に幹細胞の配置と幹細胞を制御する仕組みができ上がり、形態形成がほぼ完成します。

無限増殖する細胞だからといって、がん細胞というわけではありません。正常細胞を作り出す種である幹細胞が無限増殖する能力を失えば、組織再生ができなくなります。全ての多細胞生物には、体中の至る所に無限増殖性という能力を持った幹細胞が散りばめられているのです。人間の組織再生の仕組みは、この無限増殖性を持った幹細胞のおかげです。

無限増殖性を適度に抑える仕組みに問題が発生すると、腫瘍のように細胞が球状に固まった状態になることがあり得ます。腫瘍細胞も、このような幹細胞から分化増殖を繰り返して成熟した細胞です。成熟過程において正常細胞とは異なった環境で増殖したために、成熟が十分に行われなかった可能性があります。そのために、細胞の核の形や細胞質の染色性が正常の細胞と異なっているのです。

腫瘍細胞は腫瘍という病変を構成する細胞であり、病気の結果に過ぎません。仮にがん幹細胞が腫瘍の原因であったとしても、これが他の臓器などに転移して問題を引き起こすことを示すには、実証実験が必要です。しかし、人間を使っての実証実験は不可能です。腫瘍細胞が原因となって問題を引き起こすという証拠は存在しないのです。

がん細胞という敵の存在否定

分裂する細胞は、腫瘍細胞でも正常細胞でも限られています。腫瘍細胞は一般的にどんどん増殖するというイメージがありますが、実際には増殖能力が旺盛であるがん細胞が存在するという証拠はありません。

実際に腫瘍病変を構成する細胞は、その多くに染色体異常があり、とても増殖能力があるとは思えないような、異常な細胞の集まりです。細胞質の染色性や細胞の核の大きさや形状からは、細胞分裂が正常に行われなかった細胞集団に見えます。このような細胞がどんどん増える能力を有しているとは考えにくいという指摘は、それ以前から存在していました。細胞学の一般的な常識からはかけ離れています。

がん幹細胞説は、腫瘍の中で増える能力のある細胞はごく一部であり、それ以外の大部分の細胞は、すでに増殖能力を失ったものであることを認めるものです。これは、腫瘍細胞の観察事項と一致します。腫瘍組織が大きくなるのは、細胞の無限増殖性という性質によるのではなく、寿命の短い増殖能力を失った異常な細胞が死滅する速度よりも、幹細胞周辺の増殖能力を持った少数の細胞の分裂速度が勝っていることから起こる現象と考えることができます。

腫瘍細胞が敵ではないとすると、がんの診断法や三大療法のがん医療の見直しが必要なはずです。しかしながら、日本においては念のためにという名目のがん医療が、がん幹細胞説の登場後も継続的に実施されています。

がん幹細胞の証明もできない

正常細胞のもとである幹細胞は、無限に細胞が増える能力を持っています。幹細胞は体中の至る所に存在しており、細胞が老化した時に置き換えるための細胞を作る働きをしています。この細胞が勝手に増殖を始めると、細胞の並び方の秩序が失われてしまい細胞の塊ができてしまいます。これがいわゆる腫瘍の状態です。

腫瘍細胞が、がん幹細胞という正常細胞とは異なった幹細胞から作られることを証明するためには、がん幹細胞の存在証明が必要です。ところが腫瘍細胞だけを作るがん幹細胞というものが存在しなくても、腫瘍病原ができる仕組みについての説明は可能です。がん幹細胞は、正常細胞の幹細胞とどのように違うのかを証明することは困難です。がん幹細胞が存在することを証明するためには、因果関係の証明が不可欠です。

因果関係の第1段階として、がん幹細胞という独自のものが、正常細胞の幹細胞から発生することを証明する必要があります。正常細胞の幹細胞の遺伝子に傷がついて、がん幹細胞ができるという因果関係の証明です。しかし、このような証明を行うためには、正常細胞の幹細胞を多量に用意する必要があります。実際問題としてこれは不可能です。

また、がん幹細胞であることを証明するには、転移性と腫瘍形成能という2つの要素を満たすことが必要です。転移性の証明にはがん幹細胞の移植実験を行う必要がありますが、正常細胞の幹細胞を用意することも困難な状況では不可能なことは明らかです。腫瘍を形成する能力を証明することも同様に困難です。したがって、がん幹細胞説に関する因果関係の証明は不可能な状態です。

がん幹細胞説は腫瘍の切除検体の細胞が均一でなく、無限増殖性を有する細胞も見いだせないことから考え出されたアイデアです。一つの仮説に過ぎません。

腫瘍細胞も正常細胞から生じるというのは、現代病理学の父と言われているウイルヒョーが唱えた説です。医学の分野では珍しく法則という地位を与えられており、ウイルヒョーの法則と称されています。このように、腫瘍細胞は正常細胞であることは一般に認められています。腫瘍細胞のもとは正常細胞なので、腫瘍幹細胞と正常細胞の幹細胞の区別には必然性がありません。正常細胞の幹細胞から腫瘍細胞ができることは明らかです。

がん幹細胞説は、がん医療がこれからも必要であるという理屈のために持ち出されてきた可能性があります。転移性のある幹細胞が腫瘍を形成することで、細胞が病気の原因であるとする細胞病理学の正当性を主張する目的があるようです。しかしながら、幹細胞が病気の原因であるという因果関係の証明は不可能です。

抗がん剤の有効性を説明できない

従来のがん医療では、腫瘍細胞の増殖速度が速いことによって遺伝子変異を受け、転移性のあるがん細胞に形質を変えることが問題とされてきました。増殖速度が速いために、遺伝子が傷付く確率が高いというわけです。それだけでなく、無限増殖性がある細胞が転移性という新たな形質を獲得することによって、他の臓器にも転移を繰り返しながら病巣が広がっていくことが、がんという病気の原因であるとされてきました。

抗がん剤の効果が及ぶ可能性が高いのは、増殖速度の速い細胞です。したがって、このよう

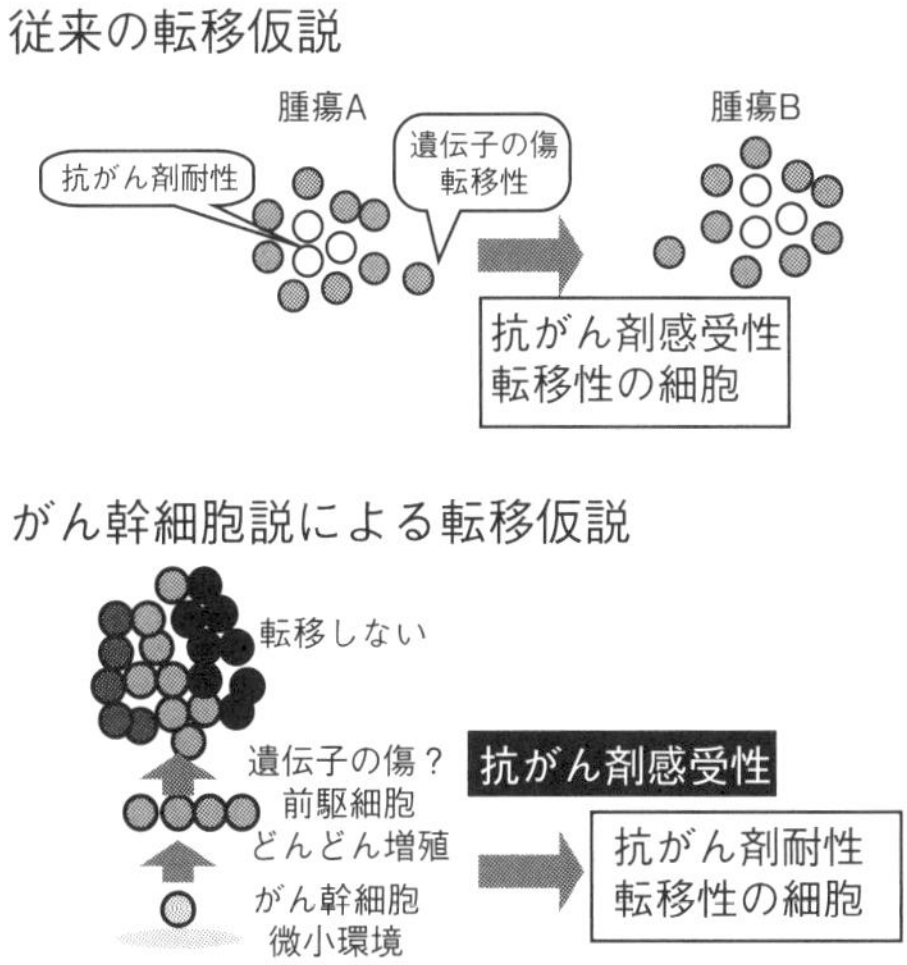

図8　転移に関する考え方の違い

従来のがん細胞説とがん幹細胞説において、転移に関する考え方を比較した。従来のがん細胞説では、転移性の細胞を作ることを抗がん剤が防ぐ役割の可能性を説明できるが、がん幹細胞説では幹細胞が抗がん剤耐性であるために効果を説明できない。

な理論が正しければ、抗がん剤も有効かもしれません。しかし、転移性のある細胞の存在証明ができなければ、抗がん剤の転移性細胞の形成阻止効果は検証できません。これまでの抗がん剤は、もしかして有効かもしれないというような、仮定法を入れ込んだ予測効果でしかなかったのです。

がん幹細胞説では、腫瘍細胞の方が増殖速度が速いということは言えません。がん幹細胞自体も増殖速度は極めて遅く、休止したような状態です。増殖速度が速いのは、幹細胞から少し分化の進んだ、腫瘍細胞の元になるような前駆細胞です。

腫瘍細胞の前駆細胞には抗がん剤

の効果が及ぶとしても、前駆細胞が死滅するだけであり、腫瘍細胞自体はそれほど影響を受けません。何よりも問題なのは、がん幹細胞が抗がん剤の影響を受けにくいことです。幹細胞は半ば休止状態にあるために、抗がん剤の影響をほとんど受けないのです。

さらに、腫瘍細胞が転移性のある細胞に形質を変える転移性の獲得が実証実験により証明できないことが、がん幹細胞説登場の背景にありました。これまで抗がん剤の主な標的と考えていた増殖速度の速い腫瘍細胞の存在を否定するものです。また、増殖速度の速い腫瘍細胞の存在の否定は、遺伝子の変異による転移性の獲得という現象も否定することになります。

そもそも腫瘍組織において増加した幹細胞が、がん幹細胞という病気の元凶である証明もないのですが、がん幹細胞説の登場はがん医療のあり方を大きく変えるきっかけとなりました。これにより、抗がん剤の有効性の根拠であった理論がほぼ完全に否定される結果になりました。がん幹細胞説に基づくと、抗がん剤の使用はまったく意味のない医療になりかねないのです。

がん医療の不都合な真実

がん幹細胞説によって、がん医療は大きく変更せざるを得ないことになりました。

そもそも抗がん剤は、腫瘍の大きさを一時的に縮小させる効果しか期待できません。腫瘍細胞を完全に死滅させるような容量の抗がん剤を投与すれば、致死性になってしまいます。したがって、中途半端なところで投薬を中止せざるを得ないのです。

この中途半端な投薬でさえも、体は大きな影響を受けてしまいます。幹細胞はかろうじて生き残っていますが、幹細胞から成熟した前駆細胞が死滅します。これによって、腫瘍の大きさが少し縮小します。寿命を迎えた腫瘍細胞の補充ができないことが原因です。死滅した前駆細胞は、幹細胞が生き残っているために、やがて復活します。場合によっては、以前の前駆細胞よりも数を増やすという反動現象が起こります。その結果、腫瘍が拡大することも起こります。

従来のがん細胞説では、腫瘍細胞は勝手にどんどん増える細胞であるために、遺伝子変異が起こりやすいという仮説が基本となっていました。そして、腫瘍細胞に遺伝子変異が起こった結果、転移性を獲得したがん細胞が他の臓器に転移をするというのが、転移性の仮説です。無限増殖性の仮説と転移性の仮説を合わせたものが、がん細胞仮説です。

抗がん剤の効果として腫瘍を一時的に縮小させることが確認されているので、無限増殖性の腫瘍細胞にダメージを与えているという仮説を置くことができます。転移性は無限増殖性の腫瘍細胞の遺伝子変異によって生じるという仮説を元にしていたので、抗がん剤が腫瘍細胞にダメージを与えているとすれば、転移性のがん細胞を生じる可能性を減少させるはずであるというのが、抗がん剤が転移を抑制するはずという理屈です。

しかしこの抗がん剤使用の正当性に関する理屈は、無理があります。無限増殖性も転移性も仮説であり、抗がん剤が腫瘍細胞に働くというのも仮説です。３重の仮説を置かないと、危険な抗がん剤の正当性を説明できないのです。
「風が吹けば桶屋が儲かる」というような論理の飛躍を、抗がん剤使用において使わざるを得ないという奇妙な現象が続いていることが、大きな問題です。

幹細胞は生命線

幹細胞は、極めて増殖速度が遅い細胞です。ほぼ休止したような状態です。それに対し、幹細胞から分化して増殖を専門とする細胞は増殖速度が速いのです。増殖速度が早い細胞に対して毒性を発揮する抗がん剤の効果は、増殖専門の細胞に及ぶことはあっても、幹細胞には及びません。

もし、幹細胞にまで毒性が発揮されるような量を用いて抗がん剤を使うと、生命の危険に至ることは間違いありません。これまでの抗がん剤の使い方では、腫瘍を一時的に縮小させる効果はあったとしても、完全に腫瘍を消すことはできていません。生命の危険が及ぶギリギリの濃度と使用期間を調整したとしても、腫瘍を一時的に退縮させることしかできなかったわけです。

この事実は、腫瘍に存在するがん幹細胞を抗がん剤によって消すことは不可能であることを意味します。抗がん剤の使用をやめた途端に、死滅した増殖専門の細胞の後を埋め合わせる形で、幹細胞から急激な細胞増殖が起こります。そのため、腫瘍は再び大きくなるのです。このようにして、抗がん剤の抗腫瘍効果は一時的な腫瘍退縮効果にとどまっているのです。

抗がん剤は、腫瘍細胞だけに効果が及ぶというわけではありません。体中の多くの細胞にその効果が及ぶ可能性があります。特に抗がん剤の効果が及ぶ可能性が高いのは、増殖速度の速い細胞です。

体の中で最も増殖速度が速い細胞群の一つは、免疫系の細胞です。中でも好中球という細菌感染などに対する生体防御に関わる細胞は、入れ替わりが激しいために、細胞増殖の速度が速いのです。そのため、抗がん剤の使用時には末梢血中の好中球が激減します。その結果、細菌感染症を起こしやすくなります。また、毛根の細胞も増殖速度が速いために、脱毛が起こります。さらに小腸の上皮細胞も増殖速度が速く、抗がん剤の効果で下痢を起こすために、体力が低下します。

腫瘍組織の中で増殖速度が速い細胞が死滅しても、幹細胞が残っているので、抗がん剤の使用をやめると、あっという間に元の状態に戻ります。正常細胞に対する有害性を避けることができないので、抗がん剤の使用は一定期間内に留める必要があります。そうすると、結果として腫瘍組織内の増殖速度の速い細胞が、正常組織の細胞が元に戻るよりも早く元の状態に戻ってしまいます。

幹細胞は、生きるために必要不可欠なものです。これを攻撃することは、死の危険がある行

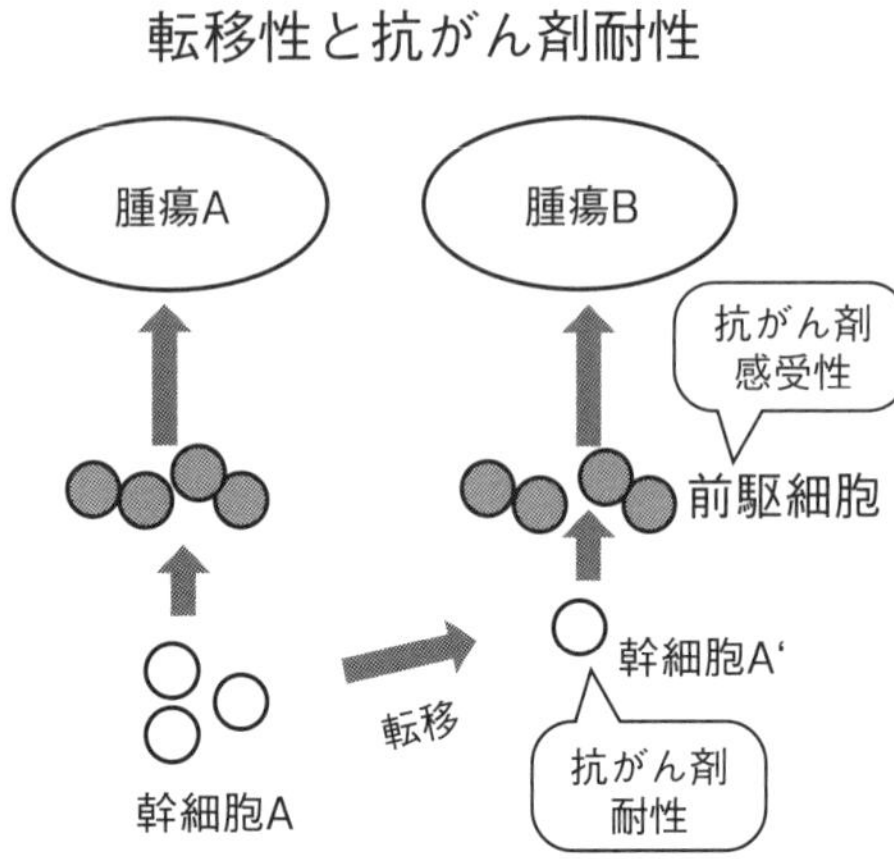

図９　がん幹細胞説における転移性と抗がん剤耐性の関係

がん幹細胞説における転移性は幹細胞レベルで起こるとされている。抗がん剤は、幹細胞に毒性が及ぶ濃度以下で使う必要があるために、幹細胞は抗がん剤耐性である。このために、がん幹細胞説においては、抗がん剤投与は理論上において無意味になる。

為です。抗がん剤は、使用方法によっては幹細胞にまで損傷を引き起こします。がん幹細胞説の登場は、抗がん剤の使用が危険であることをがん医療の専門家が認めたことを意味しています。

がん幹細胞説を登場させなくてはならなかったのは、これまでのがん細胞説の中心的存在であるがん細胞を証明できないという矛盾を抱えていたからです。ところが、がん幹細胞説は、抗がん剤の使用が無意味であることを認めざるを得ないという学説です。そのために、米国において抗がん剤の使用が漸減していったのです。

がん幹細胞と正常細胞の幹細胞の区別を付ける必要があるのかは不明です。事実として、がん幹細胞が本当に存在するのか、答えを出すことは不可能です。因果関係の証明のためには、本物のがん細胞が必要であり、この細胞がどのような問題を引き起こすのかを調べるためには、人間を使った移植実験をする必要があります。しかし、このような実験は不可能です。

がん幹細胞説登場の背景には、これまでのがん医療を見直す必要性を、がん医療の専門家が認めざるを得なかったことがあります。本来であれば、これを受けて日本においてもがん医療の見直しを早急に進める必要があったはずです。しかし、実際には日本の中ではなかなか改革が進まないという事情がありました。

近藤誠博士の著書は、時代に先駆けて、がん幹細胞説に沿ったがん医療のあり方を明確に示したものです。特に抗がん剤の使用に関しては、意味がないことを米国のがん医療の専門家が認めているにもかかわらず、日本のがん医療の専門家にはなかなか受け入れがたいところがあったようです。

近藤博士の功績により、数多くの一般の人たちが、がん医療を考え直すきっかけになったことは間違いありません。

第7章　がんとコロナはよく似ている

がんとコロナ問題の類似性

　がん細胞は、がんを引き起こす原因となる細胞とされています。病理学的には、感染症の原因となる病原体と類似しています。病気の原因となるものが、体の外から入ってくるのか、あるいは体の中からできるのかという違いはありますが、病気が一つの有機体から発生するという考え方は同じです。

　したがって、病気の原因となっているものを単離して、これが原因となって病気を引き起こすことを証明すれば、その問題解決に大きく前進します。その病気の原因となっている有機体の検査法を開発することが可能になります。そして、その有機体に対する薬の開発への道が開けます。

　そもそも、病気の原因を特定できない状態では、その病気にしかないというような特有の症状がない限り、特定の病原体を原因とした疾患であることを証明できません。いわば唯一無二のような症状がない限り、特定の病原体によって引き起こされる疾患であるとは言えないのです。

もし特有の症状がない場合には、特定の病原体によって発生するとは言えないので、集合名詞のような形で病気を定義するしかありません。この場合には、特定の病原体の想定を放棄するしかありません。

病原体を使って病気の集団発生を起こすという事件であれば、病気の原因はその犯人が知っています。このような特殊な場合以外は、病気が発生してから、その原因を探し始めます。病気の原因は、常に病気発生のあとから発見されます。最初から病気の原因がわかっていて、あとから病気が発生することはないのです。

がんにおいて、特有の症状があるわけではありません。新型コロナも、これといって特有の症状が存在しないのと似ています。このような場合には、病気の原因が特定できないだけでなく、その病気が本当にあるのかも疑わしいのです。

病気の原因から始まる

「卵が先か、鶏が先か」ということわざがあります。どちらが先がという議論のときに決着がつかないことのたとえです。

病気の研究において、このことわざを当てはめると「病気が先か、病原体が先か」となります。しかし、この場合にはどちらが先かははっきりしています。自然に発生した病気の場合には、常に病気が先です。病気の原因はかなり後になって分かる場合があるという程度で、原因が判らない場合も多いのです。

病気の原因を解明するための条件として、病気の特定ができる必要があります。そのためには、その病気に特有の症状があることが必要です。

実際には、特有の症状を呈する病気が広まるという事実があってから、その病気の原因を探し始めます。原因の候補を順次単離して、それぞれを実証実験により病気の原因になるのか調べる必要があります。この作業には、少なくとも数年、場合によっては何十年という時間が必要です。そして、多くの病気が原因不明のまま、病原体の特定はできないということも珍しくありません。

自然に発生した病気でなく、人為的・意図的な要因より発生した病気においては、病気の原因が先に出てきます。つまり、病原体が先なのです。病気を広めたいという意図があるので、病原体の存在が大きく宣伝されます。特定の病原体や細胞などが病気の原因であると派手に演出される場合には、インチキが入り込んでいる可能性が高いのです。

「病気が先か、病原体が先か」という観点から判断すると、その病気が自然発生したものか、それとも人為的なものから発生しているのかを区別することが可能です。病原体が先に出て来るような病気は、人為的なインチキが入り込んでいると考えたほうが良いのです。病気より先に病原体がわかることは、自然発生的な病気ではあり得ないことです。

これまでに無かった特有の症状を呈する患者が身近なところで増えてきたという事実と、新しい病気の原因が解明されたという情報と、どちらが表に立っているのかを見極めることがインチキを見破るために必要であり、極めて有用な手段です。

「新型コロナウイルス（SARS-CoV-2）」や転移性の「がん細胞」は、恐ろしい病気の原因として華々しく登場しました。特有の症状の出現により病気の方から判明したものではないことが、共通した特色です。

病原体の存在証明がない

病気の原因となる病原体が解明されたと言うのであれば、科学的に存在証明ができているのかを調べることが重要です。

がんの場合においては、病気の原因はがん細胞です。多くの人に致命的な病気を引き起こし、多くの人が亡くなっているとされていることから、一般の人々はがん細胞がこの世に存在していることは明らかであると考えます。しかしながら、多くの人ががんで亡くなっているとされている事実と、がん細胞の存在証明は全く別の問題です。また、がんと診断される人が沢山いることと、がん細胞の存在証明も、全く別次元の話です。

人々の興味は、どのような食べ物や生活習慣が、がんになるのかというような話であり、がん細胞が存在するのかという本質的な部分にはありません。

新型コロナの病原体も、がんと同じように存在証明がありません。新型コロナを発症させるという病原性と、他の人にうつるという伝染性を兼ね備えた病原体が存在することを示すためには、実証実験により証明する必要があります。

このような実証実験を行うためには、体内から病原体を検出する必要があります。しかしながら、体内から病原体を検出する方法が存在しません。そのため、新型コロナの病原体が本当に存在するのかを証明する方法は存在しないのです。

病原体の証明方法が存在しないという点において、がんと新型コロナは極めてよく似ています。存在証明をする方法がないのですから、存在証明がないことは明らかです。この点でも両者はよく似た特徴を備えているのです。

検査法が存在しない

病原体の検査方法が存在しないことも、がんと新型コロナで共通しています。

がん細胞も新型コロナウイルスも、本物の存在証明ができていません。病原体の本物が手元になければ、病原体の検査法を作成できないのは明らかです。

検査法の原理は、本物との類似性です。本物がどのような姿かたちをしているのかが証明できていない段階においては、偽物との類似性を調べているに過ぎません。これは、病気の原因となっている病原体の検出とは言えないだけでなく、本物の病原体を検出していると誤解させるものです。

第2章で述べたように、がんの細胞診は検査ではありません。細胞の検査ではなく細胞の診断という意味で、「細胞診」という用語を用いています。がんの確定診断に使われているので信頼性が高いという印象がありますが、実際には主観的判断に過ぎません。本物が証明できない状態での主観的判断に、科学的根拠がないことは明らかです。このようなものが果たして診断の使い物になるのかの議論もないままに、長年にわたってがんの確定診断に使われてきたのです。

また、新型コロナのＰＣＲ検査は、正確には遺伝子検出です。本物の病原体が証明できない状態で、中国の研究グループが想定した遺伝子とごく一部が類似した遺伝子を検出しているに過ぎません。何の遺伝子を検出しているのかも不明な状態であり、これで一体何が判るというのでしょうか。それにもかかわらず、ＰＣＲによって病原体を検出しているという思い込みが、新型コロナ患者を作り続けているのです。本物の病原体が証明できていない場合には、病原体の検査法が存在するはずがないのです。

これを放置すると、インチキ検査の温床になりかねません。検査法がないにもかかわらず、病気の原因を検査によって明らかにできるという誤解が広まっている点が、両者の共通点です。また、検査のようで検査でない独特の言い回しとしての「細胞診」は、コロナにおける「PCR遺伝子検出」と類似します。さらに、これらの検査類似行為を医療機関と行政がタイアップして推進する構造や、これらの推進のために多大な予算が投じられるという構造もよく似ています。マスコミの報道において、検査でない検査類似行為を勧める番組が多数存在することも共通しています。

紛らわしい名称を使用

がんの正式な名称は腫瘍です。腫瘍の中で、他の臓器や同じ臓器内の別の部位に移る性質を有するものを、悪性腫瘍として腫瘍の中に新たしいグループ設定し、この悪性腫瘍をがんという俗称で呼んでいます。がんは腫瘍の一種の俗称でもあり、病名にも使われています。抗がん剤は、正式には抗腫瘍薬です。この場合に効果が検証されたのは、悪性腫瘍でなく、一般の腫瘍に対する一時的な縮小効果です。悪性腫瘍に対する効果は検証されていません。悪性腫瘍であることを証明する方法が存在しないので、一般の腫瘍に対する効果について検証するしか方法が無いのです。

がん幹細胞説の登場により、がん細胞が証明できないことを公に認めた形になりました。そのために、従来の悪性腫瘍に代わって悪性新生物という名称が用いられています。しかしながら、病名にはいまだに、がんという名称が用いられています。がんとは病名なのか、病変部位の名称なのか、俗称なのか、総称なのか、判別することは困難です。がんという名称を使用することが、混乱の原因です。

がん細胞の存在証明ができないので、がんに対する有効性を証明する方法がないのは当然です。がんに対する有効性が証明されていないので、「抗がん薬」と言うわけにはいきません。そのために、抗がん剤という名称が一般に使われています。がんに対する有効性が確認されていないことは、抗がん剤という苦し紛れの表現法からも判ります。

一般の人は、抗がん剤は、がんに対する有効性が確認された薬であると誤解してしまいます。抗腫瘍薬という正確な名称を用いるべきです。

新型コロナにおいても、似たような紛らわしい表現が使われています。

当初二類相当の感染症とされていた新型コロナの正式名称は、感染症法に関わる政令に記載されている、「新型コロナウイルス感染症（病原体がベータコロナウイルス属のコロナウイルス（令和二年一月に、中華人民共和国から世界保健機関に対して、人に伝染する能力を有することが新たに報告されたものに限る。）であるものに限る。）」です。非常に長い病名ですが、病原体の証明ができない状態で該当する感染症を特定するために、苦労して命名したようです。

しかし、一般社会においては、新型コロナという俗称が用いられています。WHOが命名したSARS-CoV-2を病原体とする感染症も新型コロナと呼ばれたために、2種類の感染症が一体どの感染症を指しているのかが不明で、社会に大きな混乱を引き起こしました。

また、ワクチンに関しても、F社とM社のmRNAワクチンは、SARS-CoV-2に対するワクチンのはずですが、実際には「新型コロナウイルス感染症に係るワクチン」という名称が使われていました。通常であれば、「COVID19感染症の病原体SARS-CoV-2に対するワクチン」であるはずです。実際にはSARS-CoV-2病原体ウイルスが実存することが証明されていないので、有効性の確認は不可能です。また、「対する」という表現を使う場合には、新型コロナウイルス感染症の病原体に対する有効性が確認されている必要があります。新型コロナウイルスという病原体の存在証明ない状態では、感染症の病原体に対する有効性を確認する方法が存在しません。

そのために、「係るワクチン」という珍表現で、誤魔化すしか方法が無かったのです。

転移の証明は不可能

がん細胞の転移性については、これを科学的に実証実験するための実験方法は確立されていません。人間で実験するわけにもいかないので、動物モデルを用います。このときに必要となるのが、がん細胞です。動物モデルにおいては、動物のがん細胞を使用して実験を行う必要があります。

実験動物として最も汎用的に使われるのはマウスとラットです。どちらも近交系の動物の系統が確立しているので、移植実験などを行うことが可能です。また、腫瘍を自然発症することがあり、無限増殖性と転移性を併せ持つがん細胞の証明は、人間の系と比較してはるかに容易なはずです。動物実験においては、人の場合と比較して、非常に有利にがん細胞の証明を行いやすい環境があります。

それにもかかわらず、無限増殖性と転移性を兼ね備えたがん細胞の存在証明は、未だにできていません。がん細胞の証明ができない状態では、転移性に関する実験を行うことは不可能です。

人間においては、さらに倫理的な問題が加わります。したがって、ヒトにおいて転移性のあるがん細胞が存在することを証明するのは不可能です。そのような状態において、患者の体内にがん細胞が存在することを証明できるわけがありません。

新型コロナについても、伝染性があるとされていることが問題を引き起こしています。強い伝染性があるために、人が集まることを禁止され、移動制限や隔離政策が取られました。また、無症状の人が感染源になるという話から、マスク生活を余儀なくされたのです。

しかしながら、実験的に人から人への伝染性を証明する方法はありません。従って、このような伝染性を持つ新型コロナウイルスの存在証明をする方法自体が存在しないということになります。

転移性や伝染性が証明できない状態で、危険な抗がん剤やｍＲＮＡワクチンに有効性を期待するのは、理論的にも無理があります。転移性や伝染性を証明する方法が無いにもかかわらず、見えないものが本人の気づかない間に他にうつるということを、マスコミが繰り返して報道しました。その結果、人から人へ伝染する感染症のまん延を信じる人が大多数を占めるようになったのです。

証明する方法がないというのは、神の存在証明と似ているところがあります。「うつるという証明がない架空のものがあるかも知れない」という仮説に対して、「うつるという病原体に有効性の証明のない危険な化学薬品を投与すれば助かる可能性があるかも知れない」という仮説を、患者がその本質を理解しないままに受け入れているのです。

目に見えないものが他にうつって重大な影響を及ぼす疾病が、西洋医学により克服されてきたとされている西洋医学信仰の問題が、明らかになってきました。

薬と病気の症状をすり替える偽装

抗がん剤は基本的に細胞毒であり、命の危険性に及ぶ可能性があることは周知の事実です。

通常は、このような危険なものが薬として承認されることはないのですが、がんという恐ろしい病気の対策として、止む得ないものであるという認識が一般的です。

抗がん剤によって命を落としたと疑われる事例は多数発生しています。しかし、それらの場合において、死亡原因はがんとされてします。社会統計においても、年間40万人近くに達しているがんの死亡者数には、実際には抗がん剤を原因としたものが多数含まれています。しかし、がんと診断された患者が、抗がん剤によって死亡したとしても、がんによる死亡とされてしまいます。このすり替えの仕組みによって、抗がん剤の恐ろしさが隠される一方で、がんは恐ろしい病気であるという印象が作られているのです。

似たようなことは、新型コロナでも見られます。新型コロナウイルス感染症の治療目的で、抗ウイルス薬が使われています。体内の多くの細胞内に侵入して、核酸合成を阻害する細胞毒であり、抗がん剤と類似しています。これによって、細胞の機能に重大な障害が出ることは明らかです。

存在証明ができない新型コロナウイルスが、体内に存在することが証明できるわけがありません。それにもかかわらず、危険な抗ウイルス薬が安易に使われています。ウイルスによる症状であるとは、誰も証明することはできません。これに対して、危険な薬による症状である可能性は、極めて高いのです。

しかしながら、いったん新型コロナと診断されると、実際には抗ウイルス薬による症状であっても、新型コロナウイルスによる症状と判定されてしまうのです。

ワクチンも同様です。mＲＮＡワクチンは、発熱、悪寒、頭痛などの症状を多発させます。さらに、味覚障害や間質性肺炎などを発生させる事例があり、これらは感染症の症状とされるものと類似しています。

このように、薬やワクチンによる症状を病気による症状と取り違える結果、病気の恐ろしさを印象づける一方で、薬やワクチンの恐ろしさが隠されるような仕組みが作られています。

公的サービスが利用される

がん医療は、官民一体となって推進している医療です。がんを減らすためという口実で、早期診断・早期治療の必要性を国民に訴えかけています。手遅れの状態で見つかるようながん患者を減らすことが医療費の削減に繋がるという理屈です。

一見すると、もっともらしく聞こえます。問題は、がん検診が本当にがん細胞を見つけ出すことに貢献しているのかということです。がん細胞の存在が証明されていないのであれば、がん細胞を見つけ出す検査法は存在するはずがありません。

検査法がないにもかかわらず、がん検診を推進することは、がんの検査法が存在するかのような印象を与えてしまいます。検診に関わる利権構造に税金を投じているわけです。そして、仮説のがん患者を作り出すことにも大きな貢献をしていることになります。

コロナの問題も極めてよく似ています。官民一体となったコロナ対策において、ＰＣＲ検査（実際にはＰＣＲ遺伝子検出）や抗原検査が推進されました。ウイルスの存在証明がなければ、本物の検査法が作れるはずもありませんが、何の遺伝子や抗原を検出しているのかよくわからない偽検査により陽性判定が出ます。これに基づいて医師の診断結果が出ます。その結果として、実体の伴わない感染症のまん延という騒動が作られてきたのです。

そして、予防策として危険なワクチンが官民一体となって推進されました。コロナ騒動の死亡者の死因が、存在証明のないウイルスだと言えるのでしょうか。

ＰＣＲや抗原検査利権、そしてワクチン利権には行政サービスが深く関わっています。税金を投じて患者を発生させる仕組みも、がんと新型コロナはよく似ています。

多額の税金を投じて、特定の団体や企業に対して利権構造を作り出すような行政サービスのあり方について、政治の場における議論が必要です。

検査医療の産物

がんという病気が本当に存在するのかということを真剣に考える必要があります。新型コロナの問題とそっくりです。病名を、原因がはっきりしない状態で付けることは、これまで普通に行われてきました。特に病名に俗称が使われる時は要注意です。「がん」や「新型コロナ」は正式な病名ではなく俗称です。

通常は、症状から病気であることは誰が見ても明らかなので、症状が似通ったものについて、症候群のように症状に基づいてグループ分けをしていました。ところが、検査医療の発達により、症状を検査という手法に置き換えて、データの異常を病気と定義するということが行われるようになってきました。症状が出るという現象よりも、検査値の異常のほうが高感度であるという理屈から、検査値を追いかけることにより、症状の出現よりも早期に診断ができると言い出したのです。これによって、検査医療が発達することになりました。

検査値が本当に病気を反映したものかどうかは、曖昧なところがあるにもかかわらず、病気を早期に見つけ出すことができるとして、検査が推進されるようになりました。このようにして、検査により診断する検査医療が、症状から診断する従来の医療よりも信頼を得るようになったのです。がんも、新型コロナも、検査医療の典型ということができます。

検査医療の問題は、検査値の異常が本当に病気を反映しているのかについて、曖昧な状態でスタートしてしまうことです。病気と検査値が完全に一致することはありません。検査値は一つの指標に過ぎないからです。検査値の異常が病気を示す指標であるとは限りません。そもそも、検査値の異常について、何をもって異常というのかという問題があります。検査医療は常に間違いを犯す可能性があるのです。検査中心の医療をどこまで信頼できるのかということを、常に評価する必要があります。

がんもコロナも検査医療の典型です。間違いが起ることを前提として、検査の値や画像を見る習慣を身につける必要があります。

終息宣言が出ているのに気づかない

本来は、検査が病気の原因を反映したものであるのかについて、科学的なエビデンスをもとにして予め証明されている必要があります。

ところが実際には、検査の異常が病気の原因を反映しているという前提条件の上で、仮説の検査医療がスタートしています。そうなると、その検査が本当に病気の原因を反映したものであるのかという検証をすることが難しくなります。もし検証作業の結果、検査値の異常は病気の原因の反映とは言えない事実が判明したら、今までの臨床結果は何だったのかという批判が避けられません。そのために、もし検査の問題が発覚しても、これまでの検査が間違っていたとか、その検査の結果をもとにした病気の判定は間違っていたということが、公に発表されることは期待できません。

がんの場合には、数十年をかけて色々と研究した結果、がん細胞が見つからなかったことを公に発表するわけにはいきません。そのために、がん幹細胞説という新しい学説を持ち出して、婉曲的に従来の定義を満たすがん細胞が見つからないことを公にしているのです。

新型コロナも同様です。令和5（2023）年5月8日に、5類感染症に移行しました。実際には、新たに5類に新型コロナウイルス感染症が付け加えられたのです。感染症の発生から3年を経たにもかかわらず、中国の研究グループが発表したSARS-CoV-2は、感染症法とこれに関連する政令に記載されることはありませんでした。予防接種はSARS-CoV-2に対するワクチンであり、PCR検査もSARS-CoV-2に対するものであったにもかかわらず、SARS-CoV-2は実在することが証明できなかったのです。法令においては、実在することが確認できないものについて記載することができません。そのために、新型コロナの5類移行は、事実上の新型コロナの終息宣言であったのです。

このように、検査医療は常に間違える可能性のあるものです。仮に間違いが判明したとしても、よほどのことがない限り医療機関や行政が、「実は間違えていました」と発表することは期待できません。一般的には、定義や法令などを変更することによって、これまでの間違いについて訂正や修正を行います。

病気の正体は空である

がんは、実体が伴わない病気です。新型コロナとよく似ています。がん医療を批判すると、

「救える命が救えなくなる」という医療関係者の批判が出てきます。がんの三大療法が正しいと言うためには、少なくとも「がん細胞が存在することが証明されている」という前提条件が成立する必要があります。がん細胞は、無限増殖性と転移性を兼ね備えた細胞です。このような細胞が存在することが証明できないのであれば、がんの三大療法を見直す必要があるはずです。もしがん医療が正しいと言うのであれば、がん細胞の存在証明をする必要があります。がん細胞が証明できないのであれば、がんの確定診断に使われている細胞診は無意味です。

細胞診は、細胞の診断という意味であり検査ではありません。検査には科学的根拠が必要ですが、診断は、科学的根拠は必要ありません。診断は、診断する人がそう考えたという主観的なものです。

がんを証明する検査法があると思っている人がほとんどです。そして、がん細胞は証明されていると誤解している人がほとんどです。そのために、抗がん剤ががん細胞に効果があると思っている人が少なくないのです。理論的に余命宣告をがんの病原性に基づいて行うことは不可能です。

年間40万人近くに達しているがんの死亡者は、一体何が原因で死亡しているのでしょうか。がんは、本当に存在するのでしょうか。存在するかどうかも判らないものに対して、考え始めるときりがありません。怨霊によって死の病が引き起こされるという信仰と大差はないように思えます。

がん医療は西洋医療を代表する医療の一つです。また、感染症に対する医療も、西洋医療を象徴するものです。今回の新型コロナへの対応は、西洋医療の本当の姿を知る上でよい機会になったのではないでしょうか。

本当は存在しないものに対して、もしかして存在するかも知れないという仮説を設定し、もしかして検出しているかも知れないという仮説の検査法を用いて、もしかして効果があるかも知れないという危険な医療をしているのではないかという素朴な疑問が拭い去れません。

西洋医療とは、一体何なのか。結局は、自分で判断するしかないのです。

環境要因が重要である

感染症で最も重要な対策は、環境対策です。飲料水、排水などの住環境と食環境が整備されると、感染症は激減します。生活環境の改善は、免疫力の改善に繋がります。

ワクチンを使用しなくても、環境の改善で患者は激減することは、歴史上の事実からわかっています。免疫力が体の正常な機能を維持するために必須であり、免疫力の低下と病気の発生とは逆相関の関係にあるのです。

病原体が正常な状態の免疫系を破壊するのではなく、免疫力が低下した結果、病原体が増えると考えられます。実際に、自然な状態において、病原体が侵入して発症に至ることを示すのは事実上不可能です。人工的な方法で多量の病原体にさらすことをしない限り、体内で病原体が増えることはないのです。

腫瘍の形成についても、免疫力が大いに関係します。抗がん剤の投与により免疫力が低下することにより、腫瘍が大きくなります。また、腫瘍の新たな発生も起こります。

抗がん剤の抗腫瘍効果は、一時的なものに過ぎません。抗がん剤の細胞毒性により腫瘍組織の細胞増殖が阻害されます。しかし、免疫力の低下により、腫瘍細胞が増殖しやすい環境になってしまいます。抗がん剤を中断した場合には、腫瘍細胞が増殖しやすい環境が作られてしまうと考えられます。

このように、病原体の増殖は免疫力が低下した結果起こるものであり、正常な免疫力の状態では、病原体は問題のないレベルに留まっているのです。生活環境や体内環境などの環境対策が重要であるということが、がんと感染症に共通しているのです。

免疫力の維持が至上の対策

結局のところ、がんも新型コロナも存在証明ができていません。これまでがんと言ってきたものは、通常の腫瘍です。格別に恐ろしいものであるとは言えないのです。転移性のあるがん細胞が存在する証拠もないのに、転移性のがん細胞を攻撃するためと称して、危険ながん医療が行われてきたことが問題なのです。

そうであれば、危険ながん医療は必要ありません。がん医療は、医療とは言えないほどに危険性が高いものです。危険な行為が継続すれば、死者が大量に発生しても何の不思議もありません。

腫瘍に対してどのように対処するのかについては、がん医療の代わりに通常の医療の範囲で考えれば良いのです。これによって、危険な医療行為による犠牲者を無くすことができるはずです。

新型コロナも同様です。遺伝子ワクチンや抗ウイルス薬などの危険性の高い医療は不要です。現在では市販のマスクのほとんどが、酸化グラフェンを練り込ませた不織布マスクになっています。このようなマスク着用は免疫力を落とすため、様々な病気の原因になりかねません。

免疫力は、自律神経によってコントロールされています。自律神経の働きを正常な状態に保つことが、免疫力を落とさないために必要です。

自律神経の機能は、波動によって影響を受けます。波動に関わる最も重要な媒体は水です。体を構成する分子の中で、水は99%を占めます。体の水が波動の影響を受けて、自律神経の働きを調節しています。

免疫を落とさないためには、体の中の水が良い状態になっていることが必要です。抗がん剤、ワクチン、酸化グラフェンの入った不織布マスクなどは、体の中の水の状態を悪くする働きがあります。水の働きを悪くするものを遠ざけることが、健康生活のために至上の対策になります。

お金で作られる患者発生の仕組み

がん対策のための予算と称して、莫大なお金ががんの関係に費やされています。医療だけでなく研究や、行政にもがん対策の予算が付けられています。しかし、これらの予算は、がんという病気が存在することを前提にしています。前提条件は間違いがないものとして、予算を獲得するという手法です。

しかしながら、前提条件が正しいということは、誰も証明していません。この予算によって多数の患者が発生し、そして多数の死亡者が出ます。実体の定かでない疾患に関して予算をつけることによって、前提条件が正しいという幻の既成事実が作られます。まさに病人を救うという名目で、病気でない人を病人にすることが可能になるのです。

その結果、病人と認定された人から死亡者が続出すると、死亡する可能性のある恐ろしい病気であるというイメージが作られることになります。恐ろしい病気の対策と称して、さらに予算が付けられるという、お金と病人の循環型社会ができるのです。お金で作られる病気社会は、コロナにおいても極めて類似した仕組みが存在しています。

重要な情報は隠される

がんという病気も、新型コロナウイルス感染症も、病気の原因がはっきりと分かっているという前提条件のもとに医療が行われています。仮説に過ぎない病気の原因を、科学的とはいえない検査法で病気を診断できるという社会通念ができあがっています。

このような問題を防止するために、病気の定義をはっきりと明記する必要があります。がんは、がん細胞を原因とする疾患のはずです。新型コロナは、新型コロナウイルスを病原体とする感染症です。

また、病原体の定義もはっきりとできるはずです。がんの原因は、無限増殖性と転移性を兼ね備えた細胞です。新型コロナの病原体は、法律上の正式な名称は「ベータコロナウイルス属のコロナウイルス（令和二年一月に、中華人民共和国から世界保健機関に対して、人に伝染する能力を有することが新たに報告されたものに限る。）」です。ＳＡＲＳ-ＣｏＶ-２遺伝子は病原体ではありません。

国の重要な医療機関からは、このような重要な情報は提供されません。また、専門家が記述しているはずのウィキペディアにも、「がん細胞」や「がん」に関する重要な情報は出てきません。ＳＡＲＳ-ＣｏＶ-２ウイルスに関しては、感染症法など関連する法令には記載がありません。

このように、重要な情報でありながらこれらの情報が出てこないということが、隠された問題が内在しているという事実の重要な判断材料になります。重要な情報は、表に出せない特殊な事情があると判断できます。隠された情報を読み解くことにより、真相を導き出すことが可能になるのです。

世の中の動きの中で、当然ながら出されるはずの情報が、権威のある組織から出されてこないという事実は極めて重要です。マスコミも、スポンサーとなっている製薬会社との関係があるために真実を報道することはありません。重要な情報は隠されるという真理に気づくことが必要です。

第8章　『患者よ、がんと闘うな』の真相

がんと闘うことは必要か

もし、がん医療の存在がなければ、余命宣告というものは不可能なはずです。少なくともがんの確定診断の時点では、元気に歩いている人が多数を占めており、そのような人の死亡時期を予言することは、予知能力という特殊能力を持ち合わせていない限り不可能だからです。

がん医療は、基本的に危険な医療行為です。仮に元気な人に対して、がん医療のような危険な医療行為を行った場合でも、命の危険性があることは否定できません。まして、何らかの不調を訴えている人に対してがん医療が与えるダメージは、さらに大きくなります。がん医療の病害性だけでも死亡原因になり得ることは、容易に想像できます。

このような危険な医療行為が許されている背景には、がんという恐ろしい病気が普遍的に存在しているという概念が、社会において一般的に受け入れられている現実があります。恐ろしいがんという病気と戦うことが正義であるかのように、マスコミなどにおいて有名人の闘病記

が取り上げられています。そのために、がんと戦うためには、危険な医療行為が不可欠であるという認識が一般化しているのです。

これは、戦争をするためには武器が必要であるという論理とよく似ています。本来は、人を殺すために作られた武器というものは必要ないはずですが、マスコミなどで戦争の話が取り上げられることにより、さらに武器が必要であるという話が正当化されるのです。

つまり、危険な医療行為の代表格であるがん医療が、敵と戦うための神聖なものとして、人々の頭の中に刷り込まれているのです。神聖ながん医療の中身を覗き見することも、避けられる傾向があります。恐ろしい敵の存在と、これと戦う神聖な武器としてのがん医療は、絶妙なバランスを取りながら、がん医療の恐ろしさを包み隠しています。

近藤誠博士の『患者よ、がんと闘うな』は、がんと闘うことが常識であった当時の社会に一石を投じる役割を担ったことは間違いありません。

医学論文は正しいのか

がんに関する医学論文は、数十万編以上も存在します。これらの論文は、すべて恐ろしいがん細胞の存在を前提としています。科学的に存在することが証明されていないがん細胞の存在を前提条件として、がんと診断された人から採取された検体を実験材料として、これを分析しているわけです。

もし前提条件が間違っていると、これを前提条件とした研究において間違いが発生することが避けられません。一般的に権威のある科学雑誌に掲載された論文は、他の科学論文において、前提条件の一部にされる傾向があります。権威のある論文として、無条件に前提条件にしても他の研究者が疑問を挟むことがないからです。

医学論文がこの世に出てくるまでには、審査があります。論文の審査は、通常は同じ分野の複数の研究者が無報酬で担当します。このような制度は一見すると正しい審査が行われそうな気がしますが、問題が存在します。研究者自身が気づきにくい問題については、これを問題とされることはほとんどありません。また、同じ分野の研究者は、その分野の権威のある論文が正しいという考え方を持っています。したがって、権威のある論文が正しいことを前提とする場合には審査が行われますが、権威のある論文が間違いであると主張する論文は、審査の俎上に上がることすら難しく、審査の対象にならないことが起こり得ます。

がんに関する医学論文は、がん細胞の存在を前提とした研究の成果です。がん細胞が存在することは自明であるとして、がんという医学研究分野が存在するからです。がんの研究論文が審査される審査員も、がん細胞の存在を前提としている研究者です。

このようにがんの研究は、がん細胞の存在を前提として始まっているので、がん細胞の存在を疑うような研究が行われることはありません。よって、がん細胞の存在証明はなくても、がん医療に関する研究はいつまでも続くという奇妙なことが起こり得るのです。

たくさんの研究論文があるからといって、それらの論文の前提条件が証明されているとは限りません。前提条件が正しくなければ、数十万の医学論文の内容が正しくないということが起こり得ます。未だにがん細胞の証明ができないにもかかわらず、がん患者は毎年100万人も発生するという奇妙な現象も、このようなからくりがあることを理解すれば、別に不思議なことではありません。

権威主義の世界では、前提条件を見直すという仕組みが機能しません。権威者の主張は正しいことであるという前提条件を、暗黙のうちに認めてきた歴史があるからです。前提条件を疑うことは、権威者を疑うことになります。権威主義の西洋医学研究の世界では、このような弊害が起こりやすいという問題を抱えています。

「悪魔の証明」が悪用されている

存在しないことを証明する方法はないことを「悪魔の証明」と言います。この悪魔の証明の理論が、がん医療の根拠として使われています。もしかしてがん細胞であったら大変なことになるので、がん細胞を攻撃して取り除くことが必要であるという論理です。

これまで存在証明されたことがないものが、どうしてあると言えるのでしょうか。もし、このような疑問を出すと、「助かる命が助からなくなる」という反論が、がん医療の実施側から聞こえてきそうです。証明されていないからと言って、絶対に存在しないとは言えないからです。万一がん細胞が存在しているのであれば、大変な病気ということになるので、仮にその存在が証明されていないとしても、用心のためにがん患者として診断しておくという考え方です。

本当の問題は、がん医療には、生命の危険に晒されるほど危険なものがあるということです。実際には、命に関わるような危険ながん医療が死因になっていたとしても、その患者の死因はがんとして認定されます。統計上の死因は、がんに分類されます。

がん医療の実態が明らかにできないのは、存在しないことは証明することができない「悪魔の証明」が利用されているからです。がん細胞が証明できなければ、がんにより死亡したと科学的に証明できる人はいないはずです。年間40万人近くの死亡者の本当の死因を知りたいという国民の声の高まりが必要です。

社会通念を信じる危険性

病原体の検査は、本物との類似性を調べることによって行います。本物がなければ、検査法を作ることはできません。

検査法ができなければ、確定診断をすることは不可能です。仮説の病原体との類似性を調べても、仮説以上の答えを出しようもないからです。仮説以上の答えを出せない検査法の結果は疑いというレベルであって、確定診断にはほど遠いものです。確定診断ができない状態で、命にかかわるような危険な医療行為が必要かどうかについては、非常に慎重な判断が必要なはずです。

そのためには、患者が仮説に過ぎない状態であることの意味を理解する必要があります。これを正しく伝えるためには、診断する医師が正しい理解をしている必要があります。

がんの細胞診に使われている細胞が、どのような性格のものであり、がん細胞であると証明できるようなものであるのか、検証作業が必要です。しかしながら、このような検証作業が行われる気配はありません。

論理的に矛盾することであっても、社会の仕組みとして常識になっていることは数多く存在します。がん医療の問題も、論理的に矛盾があるにもかかわらず、社会の常識としてがんという病気が受け入れられています。がん医療の莫大な利権に気づきながらも、がんを疑う人はほとんどいません。すでにがんという病気の存在が、社会通念として受け入れられているからです。社会通念として一般的に受け入れられているものについての否定的な考え方は、陰謀論として解されるのがオチです。

前提条件の間違い

がんの三大療法は、無限増殖性と転移性を併せ持ったがん細胞が存在していることを前提としています。このような恐ろしい細胞がいずれ体を蝕んでいくことを予測して、その前に恐ろしい細胞や、変化して恐ろしい細胞になりそうな細胞を退治しておくというものです。

手術は、現在は恐ろしいがん細胞ではない腫瘍細胞が、いずれ恐ろしいがん細胞に変化する可能性があるので、その前に取り除いておくという考え方です。

放射線照射は、恐ろしいがん細胞が潜んでいると予測される臓器に放射線を当てて、がん細胞を死滅させようとするものです。

抗がん剤療法は、恐ろしいがん細胞が全身に行き渡っている可能性があるので、がん細胞を死滅させる全身に行き渡る量の抗がん剤を投与して、がん細胞を死滅させようとするものです。

いずれもがん細胞という恐ろしい細胞がこの世に存在していることを大前提としています。また、現在は腫瘍を形成している細胞が、いずれ転移性と無限増殖性を併せ持った恐ろしいがん細胞に転身することがあることを前提としています。

しかしながら、実際には無限増殖性と転移性を兼ね備えたがん細胞の存在は科学的に証明されたこともなく、転移性に関しては、科学的証明の方法がないというレベルです。科学的証明の方法がないという点に関しては、宗教の領域に近い話です。宗教においては、科学的根拠の定ではない演繹的な思想が扱われます。権威主義がこのような前提条件の間違いを作り出し、宗教的な演繹的思想が支配する世界を構築します。

宗教ビジネス化した医療

宗教は、真理を探求することを目標としています。真理を前提としているので、その範囲内では前提条件が間違っているかも知れないという疑いを持つことはありません。

西洋医療は、細胞病理学を真理とする思想を基本としています。キリスト教における聖書に相当するのが、これに関係した医学論文や医学の教科書です。医師は、神父や牧師の役割を担っているように見えます。余命宣告は、神父の役割かもしれません。権威のある医療機関は、教会や教団に相当すると考えられます。

実際には、真理は患者の体の中にあるはずです。権威のある医学論文や教科書が正しいとは限りません。しかし、医師は権威のある医学論文や教科書が正しいものとして、診断を行います。診断が正しいものであるとして、治療方針が立てられます。

巨大なお金が投じられて権威のある医学論文が作られています。教科書はその影響を受けています。巨大なお金が偽の真理を作り出す仕組みが存在するのです。

権威のある医療機関に対して、これを評価する仕組みは存在しません。真実を伝える役割があるはずのマスコミは、権威のある医療機関に関わる報道を正確に伝えることができないという事情があります。

西洋医療に莫大な予算が投じられることにより、宗教のビジネス化と類似した問題が生じています。西洋医療に依存することにより、ビジネス化した宗教組織と類似した仕組みに、無意識のうちに取り込まれることになりかねません。西洋医療は、世界レベルの統一宗教ビジネスの様相を作り出しています。

西洋医療の前提条件は、医学論文や教科書には書かれていません。権威があるとされる文書には、決して書かれることのない重要な問題が隠されているのです。何が書かれているのかというよりも、何が書かれていないのかという観点から、疑問点を見つけ出す必要があります。

患者よ、がんと闘うな

『患者よ、がんと闘うな』は、近藤誠博士が1995年に『文藝春秋』に連載され、翌年書籍化されたものです。従来のがん医療では転移が前提となっていることに対して、腫瘍細胞が転移性を獲得することはないことから、早期診断・早期治療、がん検診、手術などは不要とする斬新な書として、多くの人に衝撃を与えました。抗がん剤の使用に関しても、基本的に不要であるという主張は一貫していました。

この本が出版された1996年は、ちょうど米国において、がん幹細胞が提唱され始めた時期と一致します。近藤博士の主張は、がん幹細胞説の考え方とほぼ一致するものです。近藤博士のこの著書は、当時の日本においては多くのがん医療関係者から批判を受けたようです。30年近くの年月が経過した現在においても、その状況はあまり変わっていないのかも知れません。無限増殖性や転移性を持つがん細胞の証明ができないという事実などから考えると、近藤博士の考え方は合理的であり、正しいがん医療の方向性を示唆したものと言えます。

これまでのがん細胞説において、がんと診断されてきたものは、基本的に近藤博士の命名では「がんもどき」に分類される腫瘍です。無限増殖性と転移性を持ったがん細胞が証明されるようなものではありません。したがって、あわてて手術で取り去る必要はないものです。抗がん剤は必要ありません。

これに対して、がん幹細胞は近藤博士の命名では「本物のがん」に相当します。実際には証明の方法もなく、処置の方法もありません。そもそも本当に存在するかどうかもわかりません。実在が証明されたこともない上に、存在を証明することも不可能です。そのため、気にしても仕方がないのです。仮にがん幹細胞が存在していたとしても、その幹細胞から分化してできた腫瘍細胞に無限増殖性と転移性がないのであれば、恐れるようなものではないことになります。

したがって、いずれの場合においても、がんと闘うことは必要ないのです。これまでのがんと言っていたものは、がん幹細胞説では「がんもどき」です。存在するのかどうかもわからない内なる敵に対して闘争心を持つことは、自滅行為につながります。

『患者よ、がんと闘うな』は、がんと闘う必要があるという思想に対して、警鐘を鳴らしているのです。

がんという病気は再考するべき

がん幹細胞説ががん医療の専門家に受け入れられた理由は、腫瘍の細胞が均一なものではなく多様であることと、無限増殖性を持った細胞が単離できないという事実が誰の目にも明らかになってきたからです。これに加えて、がん細胞の転移性を証明できないという諦めに近い状況があったことも、がんの従来説の見直しに繋がったのです。

がん幹細胞説が正しいかどうかは別にして、がん幹細胞説が従来のがん細胞説に置き換わる形で登場したことに意味があるのです。がん医療の専門家たちが、これまでのがん細胞の定義を満たすようながん細胞の存在を証明できないことを暗に認めた形になるからです。がん幹細胞説の真偽よりも、これまでのがん細胞説が事実上否定せざるを得ない状況にあることが明らかになったことに意味があります。

幹細胞を、顕微鏡で他の細胞と見分ける方法はありません。幹細胞は形態的に異常があることは考えられません。そもそも幹細胞は非常に数が少ないので、診断することは不可能です。がん幹細胞説の登場は、これまでの確定診断で使われてきた細胞診の問題を明確にすることになったと言えます。そうなると、これまでのがんの確定診断は根拠を失うことになります。

これまでのがんによる死亡者とは一体何だったのかという疑問が出てきます。

がん幹細胞説の登場は、がん医療の専門家も、従来のがんという病気を否定したと考えることができます。

細胞が病気の原因である？

もし、細胞が勝手に増えてしまった結果として腫瘍病変を形成したのであれば、無限増殖性を持った腫瘍細胞が単離できるはずですが、無限増殖性を持った細胞が腫瘍組織から容易に単離できないという事実があります。

ところが、腫瘍細胞が正常細胞と同じ仕組みにより幹細胞より分化増殖した結果として腫瘍病変を形成したと考えると、無限増殖性を持った細胞が、腫瘍組織から単離できない理由を説明できます。

この考え方は、腫瘍を構成する細胞は正常細胞から生じたというウイルヒョーの法則と合致するだけでなく、腫瘍細胞の不均一性や無限増殖性のある細胞を単離できない理由を矛盾なく説明できるのです。そのために、がん幹細胞説ががん医療の研究者に広く受け入れられるようになったというわけです。

もしかして、従来の「がん細胞説」が完全に否定されたものではないという意見もあるかも知れません。しかし、腫瘍細胞のもともとの由来は、幹細胞であることは間違いありません。腫瘍細胞から、腫瘍細胞ができるという無限増殖性のある細胞が単離できないからです。無限増殖性の細胞が単離できなければ、転移性のがん細胞を証明できないのは自明です。

がん幹細胞説の登場は、これまでのがん細胞が証明できないことを、がん医療の専門家が認めざるを得ないことが明らかになったことを意味しています。従来のがん細胞説でがんという病気が説明できるのであれば、わざわざがん幹細胞説を持ち出す必要がありません。

このように、がん幹細胞説も今の段階では仮説に過ぎないものの、従来の「がん細胞説」は実態に合わないとして、事実上棄却されたと考えることができます。

がん幹細胞説は、ウイルヒョーの法則を満たす上に、細胞が病気の原因であるとする細胞病理学を基本とする西洋医療の思想を保持するために必要であったのかも知れません。細胞病理学は西洋医学の内科学の基礎理論です。がんの存在証明ができないという事実は、細胞病理学を基本とする西洋医学の存在意義を問われることになりかねないのです。

幹細胞の増加は病気の結果に過ぎない

がん幹細胞説が従来のがん細胞説に置き換わる形で、がんという病気が説明されるようになりました。しかし、がん幹細胞から作られた細胞は、従来のがん細胞説におけるがん細胞ではありません。がん幹細胞から作られた細胞が無限増殖性と転移性をもつという証拠は、どこにも存在しません。

がんという名称がついている幹細胞だから、なんとなく恐ろしい細胞というイメージを抱きますが、がん幹細胞は従来のがん細胞説に基づくがん細胞とは全く異質のものであり、別物です。つまり、本来は無限増殖性と転移性をもつがん細胞が見つからなかったので、がん細胞が存在するという仮説は棄却されなければいけなかったはずです。そうなると、がんという病気は存在しなかったと認めることになるので、がん幹細胞という新しい概念を持ち出したと考えられます。がんという病気はがん幹細胞が引き起こすと言いたいようですが、これまでがんという病気は無限増殖性と転移性をもつがん細胞が引き起こすとして、がん細胞を対象としたがん医療を行ってきたことと矛盾してしまいます。

そのために、がん細胞もがんという病気も定義を曖昧にせざるを得なくなったという事情がありそうです。がん幹細胞からできてくる病変を悪性新生物という新しい名称に置き換えることにより、従来の悪性腫瘍と区別する狙いがあるようです。これまで、悪性腫瘍にはがん細胞が含まれていると説明してきたので、悪性腫瘍という言い方もできなくなったのです。

そもそも、幹細胞のレベルで、がんと言えるような悪性のものがあるという証拠はありません。白血病の血液や腫瘍組織から幹細胞が見つかると、これをがん幹細胞と称しています。これらの幹細胞が病気を引き起こす原因であるという主張です。

しかしながら、病変部位から幹細胞が多数見つかることは、感染症においてもあきらかになっています。幹細胞が何からの病変部位から見つかるからといって、これが病変を引き起こす元凶であるとは言えません。病変自体が、病気の原因ではなく結果だからです。病気の結果として組織の病変が起こり、この病変部位から幹細胞が見つかったとするならば、この幹細胞は病変部位の病害性を防ぐ目的があるはずです。なぜなら病変部位の幹細胞の増加は、組織修復をする役割を担う細胞を作り出すために必要だからです。

がん幹細胞説は、腫瘍細胞に幹細胞があることを認めたということであり、腫瘍も正常細胞と同じ仕組みで作られるという意味になります。これは事実上がん細胞の存在を否定していることになります。

抗がん剤をやめれば死亡率は下がる

日本におけるがん医療の根本的な問題は、いまだに三大療法が標準治療と称して継続的に行われていることです。これには、がん医療の最高権威である国立がんセンターが重要な役割を果たしています。

がんの三大療法は、第二次世界大戦時中に作られた毒ガスのマスタードガスの毒性を弱めた抗がん剤、サイクロフォスファミドが、戦後に登場したことから始まりました。その後、がん幹細胞説の登場により、これまでの三大療法の正当性の根拠であるがん細胞の存在が事実上否定されたものと考える必要があることは指摘してきたとおりです。そうなると三大療法の見直しは必須のはずであり、とりわけ抗がん剤の使用は、矛盾点が明らかになっています。

実際、米国では抗がん剤の使用を基本的にやめるという動きが広まりました。その結果として、がんによる死亡者が激減したのです。抗がん剤により亡くなる人が激減したことが主な要因です。抗がん剤をやめれば、がんの死亡率が下がることが実証実験により示されたようなものです。

がん幹細胞説に関する論文は、世界的に著名な医学雑誌に多数掲載されています。これらの論文は全て英語で書かれているために、欧米諸国ではがん医療の専門家だけでなく、専門外の医学者や科学者、一般の知識人などは、これらの情報を直接得ることができます。そのために、理論的にも正当性を説明できない危険な抗がん剤を使い続けることは、不可能であったに違いありません。

日本は相変わらず抗がん剤の使用を続けています。その結果、がんによる死亡者は右肩上がりの状態を続けています。日米の対比により、抗がん剤の使用の有無が死亡率にどのように影響するのかを明確に知ることができます。

抗がん剤の在庫処分の場になった

日本においては、がんの三大療法が相変わらず行われています。三大療法の中でも、抗がん剤の使用がかなりのウエイトを占めているという現状を批判する声はあまり聞こえてきません。米国において、抗がん剤の使用を基本的にやめた結果、抗がん剤の余剰が発生しました。その結果、余剰分を海外に輸出することになりました。日本では、マスコミが米国のがん医療の変化を伝えることはありません。ビッグファーマ（巨大製薬会社）がマスコミのスポンサーになっていることが関係しています。

ビッグファーマは、がん医療の世界に深く影響力を持っています。がん医療の専門家の間では、がん幹細胞説は周知の事実です。がん医療の専門家が目を通す医学雑誌にはこれに関係する情報が出ますが、一般の国民が知ることは極めて難しい状況です。

市町村の衛生部門も、従来のがん理論に基づいた早期診断・早期治療の必要性と、がん検診の受診を推進しています。また、学校教育においても、がん教育と称して児童生徒達に早期診断・早期治療の重要性を印象づける教育を行っています。

がんによる死亡者が年次的に増えることは、がん保険などの市場にも好影響を与えます。がん保険の普及は、早期診断・早期治療の意識を高めます。その結果、がんを宣告される人が増えるという仕組みが作られています。このようにして、抗がん剤の在庫処分場として、日本のがん医療の現場が利用されているのです。

日本はがん王国を続けている

日本では、がんによる死亡者が年々増加しています。このような現状があっても、医学が進歩したと言えるのでしょうか。

肺がんの原因とされているタバコ規制に関連して、受動喫煙の問題を解決するために、2003年の健康増進法の施行（受動喫煙対策の努力義務）以降、順次法律等の改正により対策を重ねてきました。公共交通機関や学校教育などでの禁煙対策は、かなり充実してきたと言えます。また、肺がん検診についても、1980年代以降に次第に拡充が図られています。健康増進法上の健康増進事業として位置づけるなど、米国とは比較にならないほどの充実ぶりです。肺がんの主要因の一つとされるディーゼルエンジンの排ガス規制においても、日本は世界のトップクラスです。

それにもかかわらず、肺がんによる死亡者数は年々増加の一途をたどっているのは、一体どうしたことでしょうか。

日本のがんの死亡者数の増加が不自然であることは、他国と比較すると明瞭になります。米国では、肺がんによる死亡者数は、1990年をピークとして年々減少を続けています。

また、肺がんだけでなく全てのがんによる死亡者数の総計でも、同様の傾向が見られます。米国では1990年半ばよりがんによる死亡者の増加に歯止めがかかっている(18)のに対して、日本では年々死亡者数が直線的に増加し続けています(19)。

ただし、日本のデータは実数のデータであるのに対して、米国のデータは年齢補正がなされています。年齢補正は、年齢によって異なるがんの罹患率や死亡者数を補正するという名目で、ある年代の年齢分布を基準として、その年齢分布であった場合における死亡者数を算出したものです。したがって、単純に日本と米国の間で死亡者数の推移を比較するわけにはいかないのですが、米国では1990年代半ばから抗がん剤の使用減少などのがん治療の方針が変わったことによる死亡者減少により回避できた人数が算出されています(20)。これによれば、2018年までに217万人ががんによる死亡を回避できたとされています。

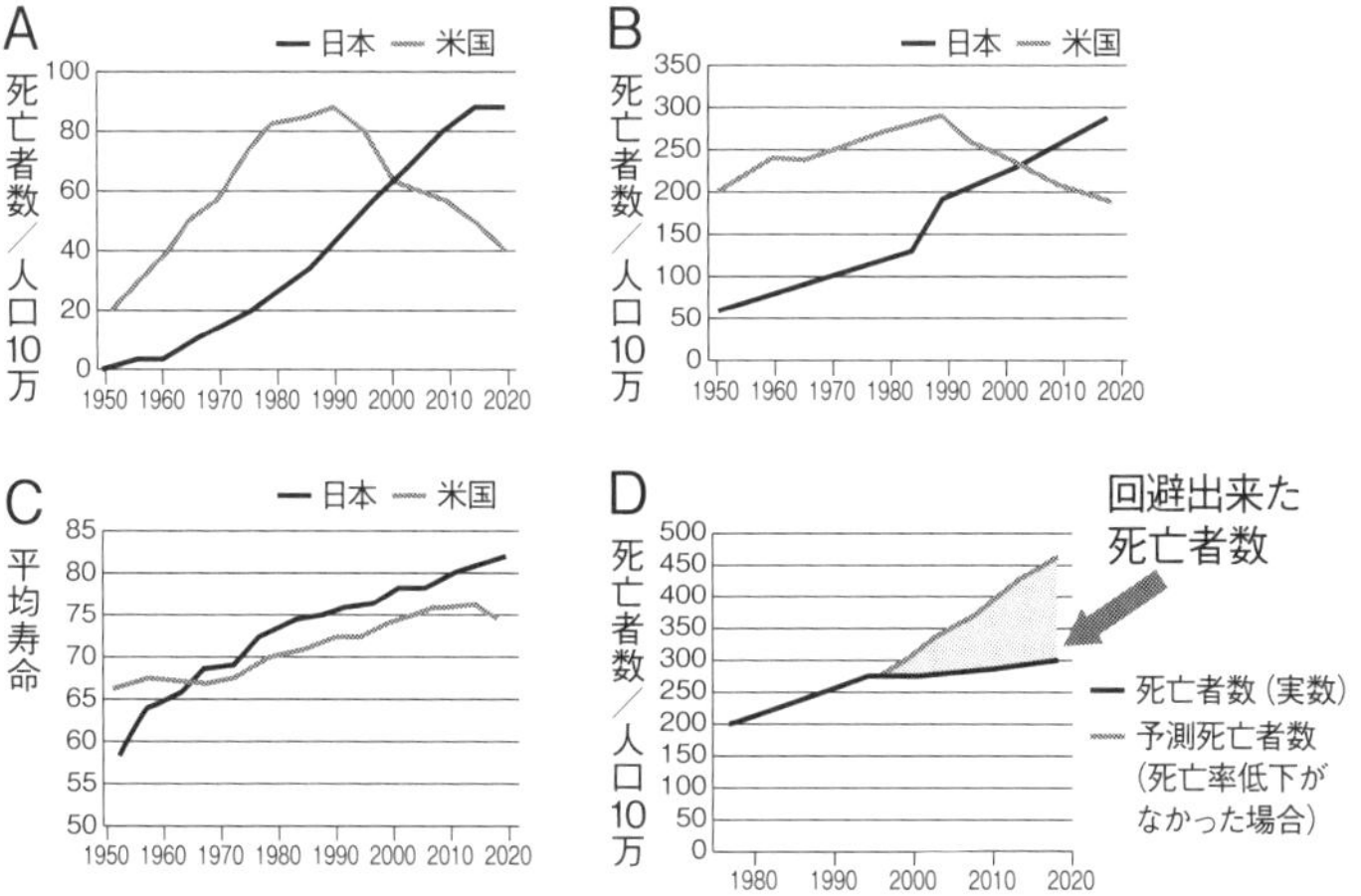

図10　日米のがんによる死亡者とされる人数の推移

A：肺がん、B：全てのがん、C：平均寿命（男性）、D：米国における90年代以降にがんによる死亡者の減少により回避できた死亡者数。

もし、日本において、米国のようながん治療の方針転換が図られていれば、計算上は１００万人以上のがんによる死亡を回避できたことになります。

急務の課題として、日本がなぜがん王国になったのかということを考える必要があります。がんによる死亡者は、がんと診断されて死亡した人の人数です。がん細胞が原因で死亡した人の人数ではありません。がん医療の過剰医療が死亡原因になっている可能性を否定できません。その実態も明らかにされない状態が続いています。

あまりに数が多いために、その実態について本当の姿が見えなくなってしまっているのです。数十人の死亡事件であればマスコミ報道により世間の関心を集めるのですが、数十万人の死亡については、マスコミの報道がない限り、世間の関心を集めることもないのです。

日本におけるがん医療が米国の水準になれば、年間10万人もの命が救われる可能性があります。抗がん剤は過剰医療の象徴であり、早急に見直す必要があるのです。

がん医療の終了宣言

がん幹細胞説においては、がんの三大療法のなかで、抗がん剤は最も不要なものになります。放射線照射は、抗がん剤に比べると局所的な処置ができるので、本当に必要かどうかは別にしても使用できる可能性はあります。また、手術は物理的な障害を及ぼす腫瘍の除去において必要になることがあるので、腫瘍医療の手段としては有効です。ところが抗がん剤療法においては、幹細胞を殺すほどの量の抗がん剤を使用すれば生命に危険が及びます。したがって、がん幹細胞を抗がん剤で処置することは不可能です。

がん幹細胞説においては、腫瘍細胞には寿命があることになります。そのため、腫瘍が大きくなることもあれば、小さくなることもあります。これを決めるのは細胞の環境です。細胞の環境を改善するという方法で、腫瘍を小さくする方が安全です。細胞の環境には、免疫力が深く関わっています。免疫力の調節は自律神経が支配しています。自律神経の調節が、腫瘍医療において重要な課題になるはずです。抗がん剤は、自律神経の働きを乱す上に、免疫の働きを担う好中球を壊滅的に破壊します。

がん幹細胞説の登場は、特別な場合を除いて抗がん剤は不要である、という宣言でもあるのです。

ところが、がん幹細胞説の意味については一般社会ではほとんど知られていません。これに関する書籍が極めて少ないことに加えて、がん幹細胞説の登場したことの意味やがん医療に及ぼす影響などについて解説したものが存在しなかったのです。

がん幹細胞説によって、抗がん剤の使用は意味がないだけでなく、早期診断・早期治療やがん検診も意味がないということを、がん医療の専門家も認めざるを得ないはずです。腫瘍に対する医療は必要かもしれませんが、悪性腫瘍という危険な腫瘍を対象とするがん医療が存在する必要があるのかということを、問い直す必要性があるのです。

つまり、従来のがん医療は、完全に終了宣言をする時期に来ていると言えます。

ウィキペディアにも存在しない「がん細胞」と「がん」

がん細胞が証明できないという事実は、実際この世に、がん細胞というものは存在しないということを示唆しています。つまり、がんという病気は幻に過ぎない可能性があるのです。

事実として、ネットの百科事典として有名なウィキペディアには、「がん細胞」という項目は存在しません。がん細胞に代わって「がん幹細胞」という項目が記載されています。病名としての「がん」という項目も存在しないのです。

国立がんセンターなどの権威がある医療機関の提供する情報も同様です。がん細胞やがんという病気の定義を見つけ出すことはできません。

がん細胞は証明できないだけであり、ひょっとして存在するかも知れないという意見はあるかも知れません。しかし、もしかして存在するかも知れないということを口実に、危険ながん医療を勧めることは、適切な医療とは言えないはずです。実際に、抗がん剤は腫瘍を一時的に縮小させる効果はあるとされていますが、がん細胞に効果があることは確認されていません。腫瘍細胞が、がん細胞と言える証拠はどこにもないので、抗腫瘍薬を抗がん剤と言い換えることは、誇大広告を禁じた薬機法に違反する可能性があります。

また、がん医療は腫瘍医療と言うべきです。がんという言葉は、がん細胞が証明できない限り誤解を招く恐れがあるため、腫瘍という言葉に全て置き換える必要があります。

子宮頸がんワクチンは、がんに対する有効性も確認できない上に、がんという表現も不適切です。がんを腫瘍に置き換えた子宮頸腫瘍ワクチンなら、がんという恐ろしい病気を防ぐという意味の誇大広告的な要素はなくなります。正確には、ヒトパピローマウイルスワクチンであり、もしかして子宮頸腫瘍を防ぐ効果があるかも知れないというところではないでしょうか。

日本では、なかなかがん医療の改革は進みません。この原因として、マスコミや行政、そして専門家が提供する情報の偏りにより、国民が気づかないようになっていることが挙げられます。

ウィキペディアやがん医療機関のホームページにおいて、どのような項目が抜け落ちているのかを考察することによって、情報の偏りを知るきっかけになるはずです。

第9章　白い虚像

がんはどこにあるのか？

がんを恐れるようになったのは、映画やテレビドラマの主人公ががんによって亡くなるというシーンを何度も見せられたからではないかと思います。「手遅れです」「余命は○○ヶ月です」という医師の言葉は、神の代理人の宣告のような重さが感じられました。小さい頃の記憶は、いつまでも抜けきらないのです。

どうして余命が判るのか、というようなことはわかるはずもありません。医師には、このような普通の人ができない予測をする特別な能力があるとしか考えようもなかったのです。まさに神業です。いったんそのように思い込むと、その思考パターンからなかなか抜け出せないものです。

これまで考えてきたことをリセットするには、何らかのきっかけが必要です。原点に立ち返って考え直してみることは、かなりエネルギーが必要です。

私の場合、そのきっかけを与えてくれたのは友人の医師です。内科医としてがん医療にも携わってきたベテランです。大学の授業において、客員講師としてお話をしていただいたのですが、大勢の学生に向かって、

「実は、がんという病気は存在しないのです。がんは、絶対にありません」

と、突然に発言されたのです。ほとんどの学生はあっけにとられたような顔つきながら、神妙に話を聞いていました。

これは調べる価値があると考えて、これまでのがん研究の推移を調べることにしました。私は、細胞学に携わってきた経緯があり、がん細胞の証明はどのようになされてきたのかという点から、がんという病気を考え直すことにしたのです。がん細胞を病原体とする病気ががんですから、がんの診断にはがん細胞の証明をする必要があるはずです。

がんの確定診断は細胞診を根拠にして行われています。細胞診は、顕微鏡観察により細胞の形態的な類似性しか調べないので、がん細胞であると断言するのは難しいはずです。そもそも、細胞診の見本となっているがん細胞は、どのようにして用意されたのかということが気になります。

見本になっているがん細胞の正体を調べるためには、がん細胞の証明はどのようになされるのかという基礎研究の流れを調べる必要があります。がん細胞は、無限増殖性と転移性という通常の細胞とは異なった性質を持っているはずです。無限増殖性のある細胞は、がん細胞株と

いう培養細胞が市販されており、研究にもよく使用した経験がありました。ところが、転移性に関してはどのようにして証明するのかは、よく判らなかったのです。

ある臓器のがん細胞が、他の臓器に転移するというのであれば、実際にやってみるしか方法がないはずです。例えば、動物のがん細胞を同じ種の動物に移植した時に、移植した臓器とは別の臓器においても同じようながん病変が見つかれば、転移したと考えることができるはずです。

しかし、このような実験は成功したことがないのです。転移性が証明できないだけでなく、移植した臓器にがん病変を作ることも簡単ではありません。その理由は、移植するためのがん細胞が、本物のがん細胞ではないからです。移植実験に使うがん細胞が本物でなければ、実験がうまくいくはずもありません。なんとなくがん細胞のように思えるというレベルの細胞を移植しても、移植した部位において腫瘍を形成するような細胞増殖を見出すことすら簡単ではないのです。

動物実験においてすらがん細胞が証明できないのなら、人間のがん細胞の証明ができるはずもありません。がん細胞が証明できないのなら、がんという病気の証明は不可能です。少なくとも、細胞診に使われている見本のがん細胞が本物であるという証明ができていないことは確実です。

そうなると、本物のがん細胞は本当にこの世に存在するのかという疑問が出てきます。誰も見たことがないものが、この世に存在するとは言えないはずです。少なくとも「がん細胞」は、科学的に存在証明ができないということは確実です。がん細胞が科学的に証明できないのなら、「がん」という病気も、科学的な存在証明はできないということになります。言わば、空想の産物です。ツチノコやネッシーのレベルと大差がなさそうです。

がんは、一体どこにあるというのでしょうか。

がんは仮説に過ぎない

がんは、がん細胞が引き起こす病気であると定義されています。現在は、この定義が隠される傾向にあります。これには、がんの定義を公表することが不都合になってきた事情が関係しています。がん細胞の存在が怪しくなってきたからです。１００年以上かけて研究を行っても、がん細胞の証明ができないのです。

がん研究の大多数は、がん細胞が存在することを前提条件に設定しています。西洋医学の父と称されるウイルヒョーが唱えたがんの転移という概念をもとにして、がん研究とがん医療が行われてきました。しかし、肝心の転移という現象は、仮説であるにもかかわらず、巨大な権威者の考えだから正しいはずであるということで、その後のがん研究は、前提条件を確認しないままに行われてきたのです。

がん医療も、仮説に過ぎないがん細胞を対象として行われてきました。がん細胞が存在しなければ、医学的には何の意味もない医療ということになります。

仮説が間違っていれば、すべてが間違いであることになります。がん細胞の存在を前提とした研究は、仮説に仮説を重ねています。最初の仮説が間違っていれば、全てが間違いになるのは明らかです。これまで公表されてきた何十万編という数のがんに関係する医学論文のすべてが、間違いである可能性もあります。権威のある医学雑誌に掲載されているとか、権威のある医学者が執筆しているからというようなこととは関係なく、がん細胞の存在を前提としていれば間違った論文になるのです。

がん幹細胞説の登場は、がん細胞の存在を事実上否定して、がん細胞の代わりにがん幹細胞という概念を新たに提唱したと考えることができます。がん細胞は、無限増殖性と転移性を兼ね備えた単体の細胞です。これに対してがん幹細胞は、細胞単体では無限増殖を起こすことができません。細胞の環境が大きな影響を与えます。したがって、がん幹細胞説は、従来のがん細胞説とは全く異なる概念です。がん細胞が証明できないことを放置できなくなったために新たに持ち出されたものであり、がんの原因はがん幹細胞であるというわけにはいかないのです。

現在のがんの三大療法は、あくまでがん細胞を対象としたものであり、がん幹細胞を対象とするものではありません。

「がん」はすでに終わっている

病変としてのがんは、悪性新生物という表記が使われるようになってきています。実際には、腫瘍と同じです。腫瘍と言うと、良性か悪性かの区別をしなくてはいけなくなります。これまで、さんざん悪性腫瘍ががんであるという表現をしてきましたが、悪性腫瘍が存在しなかったとすると、残るは良性腫瘍です。

がん医療は、良性腫瘍を対象とした医療に過ぎないというのでは、国民の納得が得られません。そのために、がんに代わって使われ始めたのが、悪性新生物という用語です。悪性新生物はがんと肉腫の総称とされていますが、悪性新生物の「がん」と、従来のがん細胞の定義を満たす「がん」とが同じ意味なのかははっきりしません。

がん細胞の存在が証明されない限り、がんという病名を使うことは混乱を招きます。つまり、従来のがん細胞の定義を満たすようながん細胞を原因とする病気が本物の「がん」であり、悪性新生物の中に含まれるがんは、「がんもどき」なのです。本物の「がん」が証明できないという事実は、「がん」という病気は仮説に過ぎないことを示しています。

仮説を満たすような実証実験が成立しない場合には、仮説は棄却される必要があります。つまり、「がん」という病気は終了しているのです。結局のところ、１００年以上の歳月をかけても、本物の「がん」は見つからなかったということになります。

そうであるのに、がんという病気はすでに終わっているという広報ができていないのです。このような通知をすれば、それまでのがんによる死亡者とは一体何だったのかということが問題になるので、がんの定義が曖昧にされているのです。そして、がん細胞の定義も曖昧にされてしまいました。

命をかけた巨大ビジネス

がん細胞は証明できないだけで、もしかして存在する可能性を否定できないかも知れません。しかし、「もしかして」という理屈で、劇薬を飲まなければならないのはおかしなことです。劇薬が体を害することは明らかです。程度の差はありますが、これには例外はありません。

それでも患者は、「かも知れない」という医師の言葉にわずかな期待を抱きます。かも知れないという言葉は個人の考えなので、科学的根拠は必要ないのかも知れません。しかし、患者にとっては医師の言葉は、正しいものであるという思い込みがあります。

仮に患者が多少の疑問を持っても、他に意見を求めるのは困難です。セカンドオピニオンの声も同様であることが多くなります。年間40万人近くの死亡者は、がん医療の考え方が間違っていた結果である可能性があります。もし、転移性のがん細胞が存在するというのであれば、がん医療の実施者側に説明責任があるはずです。

がん医療の現場においては、がん医療を受けるかどうかについて、最終的には患者自身が判断することを求められます。同意書にサインをすれば、患者が決定したという扱いになります。がんやがん細胞の定義などについて、医師から患者に説明されることはまずありません。患者はがんという恐ろしい病気と闘うために、やむなしとしてがん医療を受け入れることになります。結局は、自分で調べて自分で判断するしか身を守る方法はないのです。

医療は誰のためにあるのか

医療は誰のためにあるのかを考えると、あるかないかもわからないことを問題にし続ける理由が分かります。

一般の営利企業の活動とは違って、国民の健康を守るためにがん医療が存在していると考えている人が大多数です。政府や地方行政ががん医療を推進していることも、がん医療は国民のために存在していると思い込ませる役割を果たしているようです。しかし、このような前提条件は、本当に正しいのでしょうか。

前提条件を間違えると、その後の判断をすべて間違えることになりかねません。したがって、必要に応じて前提条件を見直すという作業が必要です。いつでも最初の問題設定に立ち返ることが、前提条件の見直し作業になります。

がんの問題は、コロナの問題と極めて類似しています。転移という証明の方法のないものを、重大な問題として設定する方法です。原因の証明方法がないので、いつまでも原因不明の状態を続けることができるのです。ただし、重大な被害が発生しないと、対策のための予算をつぎ込む口実がなくなります。そのために、重大な被害が発生する仕組みが不可欠になります。予算のために医療が利用されると、一般常識とは逆のことが起こり得ます。

医療が国民のためでなく、予算をつぎ込む目的として利用されるということがあり得ます。予算をつぎ込むことにより、さらに被害が発生する仕組みを構築すれば、永続的に予算投入が行われることが可能になるのです。当然ながら予算の名目は、国民の命を守るためです。

このようなトリックを見破るためには、病気の診断がどのような仕組みで行われるのかという点に注目する必要があります。実際には病気の原因を調べる検査でないものを、検査のように見える味付けをして実施しています。政府や行政の後押しにより一般的な信頼を得ることにより、偽装検査であっても確定診断に使われるという体制ができ上がります。

医療制度は一体誰のために構築されてきたのかを考えることが不可欠です。

「闘わなければ」という思想

がんは、細胞が原因となって病気が発生するという西洋医学の考え方の中心的存在です。西洋医学はがんから始まったとも言えます。

しかしながら、細胞が原因となって病気が発生するという考え方は仮説に過ぎません。仮説を基本として西洋医学が始まったために、この仮説の状態から抜け出せないのです。

仮説に過ぎない細胞と闘うという思想が、本当の問題から目をそらす役割を果たしています。この思想の普及において、実質的な旗振り役を果たすのが権威主義です。権威という先導役がいなくては、一丸となって闘う行動が起こせません。

そもそも権威主義を医学に導入したことが問題を引き起こしています。権威者の仮説が間違っていれば、これを正しいとする前提条件で行う研究や医療の全てが間違いになる可能性があります。権威主義は一神教的な価値観が支配する社会です。一見すると華やかに見える西洋医学は、砂地の土台の上に築かれた宮殿のようなものかも知れません。

「病との闘い」という言葉は、ある意味では西洋医学の本質を象徴した言葉です。マスコミやがん医療機関は、がんとの闘いを推進しています。

しかし、病は癒やされるものであって、闘うものではないのです。敵があなたを狙っているという証拠はどこにもありません。敵がどんどん増えていくという根拠もどこにもありません。敵をやっつけるために、武器が渡されます。闘いが必要であるという思想を、武器商人が吹き込みます。背後には、武器で大儲けをしている資本家がいます。

がんは、癒やされる必要がある病気です。闘いが必要であるという考えを改めれば、自然と癒やされていきます。病気が癒やされるための原動力は、免疫力です。免疫力が正常な状態に戻れば、全てが正常に戻っていきます。「患者よ、がんと闘うな」は、「病は癒やされる必要があるもの」という気づきを与える言葉です。

がん医療と全体主義

抗がん剤の対象としているがん細胞が存在しないのであれば、抗がん剤の使用は患者にとって利益がないどころか、抗がん剤の毒性が体を蝕むことになってしまいます。そのために、抗がん剤の対象としているがん細胞が本当に存在しているのかを科学的に解明することが急務の課題であるはずです。しかしながら、このような重大な問題を検証する動きはありません。がん医療の専門家は多数いるにもかかわらず、真実の解明に取り組む必要性についての議論すら起こっていません。がん細胞の証明ができないという事実が明らかになってくると、がん細胞の定義が一般の人に触れることがないように隠蔽されてしまったのです。がん細胞の定義がはっきりしないと、がんとはどのような病気であるのかという定義も曖昧になります。

このような問題が発生する要因として、西洋医療の権威主義的な体質が全体主義を作り出しているという事実があります。権威が作り出した理論が正しいものであるとするピラミッド型の支配構造が作られているのです。権威を崇拝する一方で、本当の自然の摂理を解明しようとする動きは封じられてしまうという仕組みが存在するのです。

がん細胞説は、がん細胞という細胞が病気を作り出すという理論であり、当時の病理学の権威であるウイルヒョーの考え方を踏襲しています。

これまで行政サービスとして、がんという病気を克服するために早期診断・早期治療が有効であるとして、がん検診が推奨されてきました。このために、多額の税金を投じてきたわけです。その結果として、多数のがん患者の早期診断・早期治療が実現できたとして成果を公表しています。

そのために、いまさらがん細胞の存在証明ができないとか、がんという病気の存在は疑わしいというわけにはいかないのです。悪性新生物という新しい言葉を使うことにより、がんという病気を曖昧にしています。

西洋医学の全体主義的な体質が、科学的な真実の解明を抑制しています。全体主義は、権威を持つ人が言うことが正しいと信じる集団を作り出します。権威を持つ人は、科学的に証明されたことを主張するとは限りません。科学的に正しいことが証明されたものであれば、必ずしも権威者の権威を使わなくても、正しいことであると主張ができます。権威者の主張が尊重されるのは、むしろ科学的に証明することが不可能な場合です。

がん医療は、科学的な正しさではなく、権威者の言うことが正しいとして行われている医療です。西洋医学の全体主義的体質の典型例です。

科学ではない西洋医学

科学は、実証実験で証明できるものである必要があります。実証実験で仮説が正しいことを検証することにより、仮説が正しい理論であると言えるのです。正しい理論を導き出すために、仮説と実証実験を組み合わせます。実証実験により仮説が正しいことが検証できないと、仮説が正しいことを証明できません。したがって、実証実験で検証できないような仮説を立てることは、科学の方法論として正しいとは言えないのです。

がん医療の問題点は、実証実験を行わない段階であるにもかかわらず、がん細胞ががんの原因であると発表したことです。がん細胞の存在証明をするための適切な実証実験の方法が存在しないのです。そもそも、がん細胞がこの世に存在しないのであれば、がん細胞の存在証明が不可能であるのは当然です。したがって、がん細胞の存在が確認されてから、がん細胞を原因とするがんという病気が存在することを発表しなければいけなかったのです。

ツチノコがこの世に存在しないのであれば、ツチノコの存在証明ができないのは当然です。ツチノコの存在証明ができなければ、ツチノコであることを検査する方法が存在しないことは明らかです。この世に存在しないものについては、科学の対象にはなりません。存在証明のための実証実験の方法が存在しないので、仮説から前に進むことができないのです。所詮は妄想・幻想のレベルでしかありません。

がんという病気は、がん細胞が証明される前に、がん細胞を原因とするという説が発表されたことから、後世に問題を残す結果となったのです。170年前のドイツの医学者ウイルヒョーは大変な権威を持っていたので、彼の仮説であるがん細胞説は、広く当時の医学界に受け入れられました。仮説に過ぎないがん細胞説が正しいことを前提として、現代のがんの標準治療としての手術、放射線、抗がん剤の三大療法が作られたのです。

細胞の不調が病気の原因であるとする細胞病理学は、現在の西洋医学の基本となっています。細胞病理学の典型が、がんという病気の原因であるとされるがん細胞です。

細胞病理学は、がんを始めとして仮説に留まっているものが数多く存在しています。もともと、細胞の不調が病気の原因であるというのは仮説に過ぎないからです。仮説に過ぎない細胞病理学を基本とした西洋医学が、仮説状態から抜け出すことができないのは、細胞の不調が病気の原因であるという細胞病理学の考え方が間違っているからです。

つまり、西洋医療は、その基本となる細胞病理学において科学の方法論が適用できないのです。つまり科学ではないということになります。妄想・幻想と区別できるのかも不明な状態です。

医療のグレートリセット

がん医療は、仮説のがん細胞が病気の原因であるとして、腫瘍細胞を標的とする医療です。成熟細胞の種に相当する幹細胞が病気の原因であるとするのが、がん幹細胞説です。がん細胞説、がん幹細胞説に共通するのは、細胞が病気の原因であるという仮説です。この考え方は、がん医療を始めとして、西洋医療の内科学の基本となってきました。がん医療は細胞病理学の典型であり、西洋医療の中心的存在と言えます。

しかしながら、細胞病理学の中心的な考え方である、「細胞が病気の原因である」という細胞と病気との因果関係の証明は極めて困難です。少なくとも、病気は1つの細胞の異変から始まるという考え方を支持するような実証実験は成功していません。

そもそも、目で見えるものはほとんどが結果に過ぎません。本当の原因は目に見えないのが普通です。目で見える細胞が病気の原因であるというがん細胞説は、一般的な常識から逸脱しています。結果であれば、色々なところに出てくるので変化を目で認識することができます。様々な症状も病気の結果なのです。顕微鏡で観察される細胞の異変は、病気の結果に過ぎません。

そのために、細胞を調べて病変があったからといって、大騒ぎする必要はないわけです。細胞の異変を調べる名目として、早期診断・早期治療は必要ありません。そして、異変のある細胞を除去するための手術、放射線、抗がん剤は原則として必要がないのです。特に、全身の細胞に害を及ぼす抗がん剤は危険性が高く、がん医療の中でも見直す必然性の高いものです。細胞の異変は病気の結果なので、病気が癒やされれば、細胞の異変も解消されるはずです。病気の結果である細胞をあえて攻撃する必要はないのです。

病気の原因が検査で判るという印象操作が、西洋医学の特色です。最先端医療機器や遺伝子操作技術などにより、検査に依存する危険性が見えなくなったようです。細胞の異変が病気の原因であるとする西洋医学は限界を迎えています。この仮説が間違いであれば、はじめからやり直す必要があります。170年前に立ち返って、何が本当に病気の原因であるのかということに関する新たな仮説を立てるところから、再スタートをする必要があるのです。

社会統計の主要な病気による患者数や死亡者数は、医師の主観的判断の集計に過ぎません。そのデータの信憑性を客観的に評価されることはありません。その仕組みを理解しない限り、本当の西洋医療の姿を知ることはできません。本当の西洋医療の姿を知らない限り、それに依存することがどのような結果を招くのかを想像することができません。命を医療機関に預けることがどのような結果をもたらすのか、理解できるはずもないのです。

〝白い虚像〟に過ぎない西洋医療、そのグレートリセットが必要な時代を迎えています。

終わりに

がんは、仮説に過ぎません。がん細胞が存在することを証明する方法がないのです。がん細胞の存在を証明できなければ、がんという病気の証明もできないのは明らかです。そもそも、転移性と無限増殖性を兼ね備えたがん細胞が存在しないのであれば、がん細胞の存在証明ができるはずもありません。

近藤誠博士の『患者よ、がんと闘うな』は、がん細胞説に取って代わる形で登場したがん幹細胞説に基づくがん医療のあり方を、一般の人々にわかりやすい形で書かれた本であると言えます。同書の出版から約30年の歳月が過ぎ去りました。欧米では、がん医療に対する考え方も大きく変化しました。

ところが日本では、従来のがん医療が相変わらず続けられています。がん細胞が転移を繰り返して、体中を侵してしまうという170年も昔の権威者の仮説を、今もひたすらに守り続けているのです。

がん医療の批判をすると、「救える命が救えなくなる」という権威者側の声が世間を威圧することが繰り返されます。救える命があるというのであれば、がん細胞の存在証明をする必要があるはずです。がん細胞が証明できないのなら、失われるはずのない生命が失われているということになりかねません。その数は、数百万人に達する可能性があります。

体の中に存在する敵と闘う必要があるという思想に誘導するのが、がん医療です。本当に自分の細胞が、自分自身を攻撃する恐ろしい細胞に変わることがあり得るのでしょうか。実際にそのようなものの存在が証明されたこともありません。それにもかかわらず、自分の体の中にあるがん細胞と闘わなければならないという思考経路に追い込むのが、がん医療です。

がん医療は全て間違いであったということがあり得ます。演繹法の前提条件が間違っていれば、全てが間違いになるという論理学の世界の話です。

権威主義が前提条件を間違えてしまうことにより、すべてを間違った医療を人々に押し付ける危険性があります。がん医療は、権威主義から始まった西洋医学の根本的な欠陥を象徴するものかも知れません。

西洋医学の根本的な誤りに気づくことが、今日的に最も重要な課題ではないでしょうか。

［文献］

（1）近藤誠『患者よ、がんと闘うな』文藝春秋、１９９６。

（2）Lapidot, T. et al. A cell initiating human acute myeloid leukaemia after transplantation into SCID mice. Nature 367, 645–648. 1994.

（3）World Health Organization “Cancer”. https://www.who.int/news-room/fact-sheets/detail/cancer

（4）がん教育アニメ教材「よくわかる！がんの授業」 https://www.jcancer.jp/cancer-education/material09.html

（5）国立がん研究センターＨＰ　https://www.ncc.go.jp/jp/index.html

（6）がん情報サービス「がんの基礎知識　がんという病気について」https://ganjoho.jp/public/knowledge/basic/index.html

（7）新井文用ら「造血幹細胞の微小環境「ニッチ」」J Electrophoresis; 48: 133. 2004.

（8）Jeffrey M Rosen The increasing complexity of the cancer stem cell paradigm. Science 324: 1670–1673. 2009.

（9）Jane E Visvader et al. Cancer stem cells in solid tumours: accumulating evidence and unresolved questions. Nat Rev Cancer 8: 755-68. 2008.

（10）Piyush B Gupta et al. Cancer stem cells: mirage or reality? Nat Med 5: 1010-1012. 2009.

（11）S Bomken, Understanding the cancer stem cell. Br J Cancer. 103: 439–445. 2010.

（12）H Maruyama et al. Extramedullary eosinophilopoiesis in the liver of Schistosoma japonicum-infected mice, with reference to hemopoietic stem cells. Parasitol Res 76: 461. 1990.
（13）Bruce Alberts et al. The molecular Biology of the Cell. W W Norton & Co Inc.
（14）Paget, S. The distribution of secondary growths in cancer of the breast. Lancet 1, 571–573. 1889.
（15）Isaiah J Fidler et al. The "seed and soil" hypothesis revisited. Lancet Oncol 9: 808. 2008.
（16）大屋敷純子「血液疾患における「種と畑仮説」私見」東医大誌 762: 181-184. 2018.
（17）「幹細胞とは?‥2つの能力「分化能」「自己複製能」について解説」https://stemcells.or.jp/chapter1/
（18）WHO Mortality Database. 2022.
（19）「がん情報サービス」国立がん研究センター https://ganjoho.jp/reg_stat/statistics/data/dl/index.html#anchor1
（20）Rebecca L. Siegel et al. Cancer Statistics 2021, CA CANCER J CLIN 71: 7–33. 2021.

大橋　眞（おおはし・まこと）
医学博士、京都大学薬学部卒業。東京大学医科学研究所、宮崎医科大学（現宮崎大学）、米国ウイスター解剖生物研究所を経て、徳島大学教授。現在は徳島大学名誉教授、モンゴル国立医科大学客員教授。専門は感染症・免疫学。マラリア・住血吸虫症などの感染症をモデルとした免疫病理学や診断法開発、自己免疫疾患に対するワクチン研究を専門としながら、近年は西洋医学と東洋医学を体系化する取り組みを行っている。
著書に、『PCR は、RNA ウイルスの検査に使ってはならない』『PCR とコロナと刷り込み』『北の学校から PC ナイ検査が始まった（絵本)』『コロナワクチンのひみつ（絵本)』『新型コロナの真実（絵本)』（以上、ヒカルランド)、『新型コロナと PCR 検査の真相』『新型コロナワクチンの闇』（以上、知玄舎)、『けっきょく、新型コロナとは何だったのか』(花伝社)、『ワクチン幻想の危機』(共栄書房)。監修・解説に、スチャリット・バクディ、カリーナ・ライス著『コロナパンデミックは、本当か？』（日曜社)、同『計画された！ コロナパンデミック』（成甲書房)。

がんの真実――『患者よ、がんと闘うな』の真相を探る

2024年７月25日　初版第１刷発行
2024年９月５日　初版第２刷発行

著者 ――大橋　眞
発行者 ―平田　勝
発行 ――共栄書房
〒101-0065　東京都千代田区西神田2-5-11出版輸送ビル2F
電話　03-3234-6948
FAX　03-3239-8272
E-mail　master@kyoeishobo.net
URL　https://www.kyoeishobo.net
振替 ――00130-4-118277
装幀 ――黒瀬章夫（ナカグログラフ）
印刷・製本―中央精版印刷株式会社

ISBN978-4-7634-1119-8 C0047